대사질환에 도전하는
과학자들

대사질환에 도전하는 과학자들

2023년 5월 15일 초판 1쇄 펴냄

지은이 | 남궁석
책임편집 | 고은희
디자인 | 기민주
마케팅 | 서일

펴낸이 | 이기형
펴낸곳 | 바이오스펙테이터
등록번호 | 제25100-2016-000062호
전화 | 02-2088-3456
팩스 | 02-2088-8756
주소 | 서울 영등포구 여의대방로69길 23, 한국금융아이티빌딩 6층
이메일 | book@bios.co.kr

ISBN 979-11-91768-05-3 (03470)
ⓒ 남궁석, 2023

책값은 뒤표지에 있습니다.
사전 동의 없는 무단 전재 및 복제를 금합니다.

대사질환에
도전하는
과학자들

고지혈증, 고혈압, 비만
신약의 역사

남궁석 지음

BIOSPECTATOR

• 서론 •

죽음과 질병을 둘러싼
끝나지 않는 전쟁

의학이 발전한 21세기에도 인간의 수명은 한정되어 있고 죽음을 피할 수 없다. 그렇다면 현대인은 어떤 이유로 목숨을 잃을까?

미국 질병관리본부 Central Disease Control and Prevention, CDC의 통계자료에 따르면 2015년 271만 명의 미국인이 목숨을 잃었다. 주요 사인으로 나열하자면 심장질환 heart disease 63만 명, 암 cancer 59만 명, 만성 하기도 질환 chronic lower respiratory diseases 15만 명, 사고사 14만 명, 뇌혈관 질환 14만 명, 알츠하이머병 11만 명 순이었다.

한편 2019년 기준 한국인의 주요 사망 원인은 암, 심장질환, 폐렴, 뇌혈관 질환, 자살, 당뇨병, 알츠하이머병, 간 질환, 만성 하기도 질환, 고혈압성 질환 순이었다. 따라서 국가별로 다소 차이가 있지만, 오늘날 인간의 목숨을 앗아 가는 주요 질환은 크게 ①암, ②심장질환, ③뇌혈관 질환으로 구분된다. 다시 말해 암과 더불어 심장질환과 뇌혈관 질환을 통칭하는 심혈관 질환 cardiovascular disease은 현대인의 사망 원인에서 가장 큰 비중을 차지하고 있다.

그렇다면 이러한 추세가 이전에도 그대로 유지되었을까? 과거의 사망 원인 통계를 살펴보면 인간의 사인이 시대를 따라 변화하고 있음을 알 수 있다. 미국 질병통제센터 Center of Disease Control가 내놓은 20세기 사망 원인 통계자료에서 이러한 변화 추세를 알아챌 수 있다. 가령 20세기 초반 가장 많은 사망자를 낸 질병은 폐렴 또는 인플루엔자였고, 결핵이 그 뒤를 이었다. 주로 세균과 바이러스 감염으로 인한 질병들이었다. 대표적인 예를 들자면, 1918년 인플루엔자 팬데믹으로 인플루엔자와 폐렴이 급증하며 당시 사망률 1위를 차지했다(이러한 추세는 100년이 지난 2020년경 코로나19 팬데믹으로 재현된다). 이렇듯 20세기 전반만 하더라도 인간의 생명을 빼앗는 주된 적은 세균이나 바이러스와 같은 병원체였다.

그림 0-1에서 볼 수 있듯 1900년 미국의 평균 기대수명은 47.3세로 50세를 채 넘지 못했다. 그러나 이후에 공중보건이 발전하고 백신과 항생제가 개발되면서 감염병으로 인한 사망은 점차 줄어들었다. 이는 평균 수명의 증가로 이어졌다. 미국의 평균 기대수명은 1960년에는 69.7세, 2018년에는 70대 중반까지 늘어났다. 이제 세균이나 바이러스 같은 병원체는 인간의 생명을 빼앗는 '주적'의 위치에서 한 발짝 물러났고, 그 자리를 암과 심혈관 질환이 차지했다.

20세기 중반에 이르자 특히 미국 등의 선진국에서 심혈관 질환으로 인한 사망이 급증했다. 1950년대에는 다른 사망 원인을 모두 합친 것보다 더 많은 사람이 심혈관 질환으로 사망했다. 이렇듯 심혈관 질환

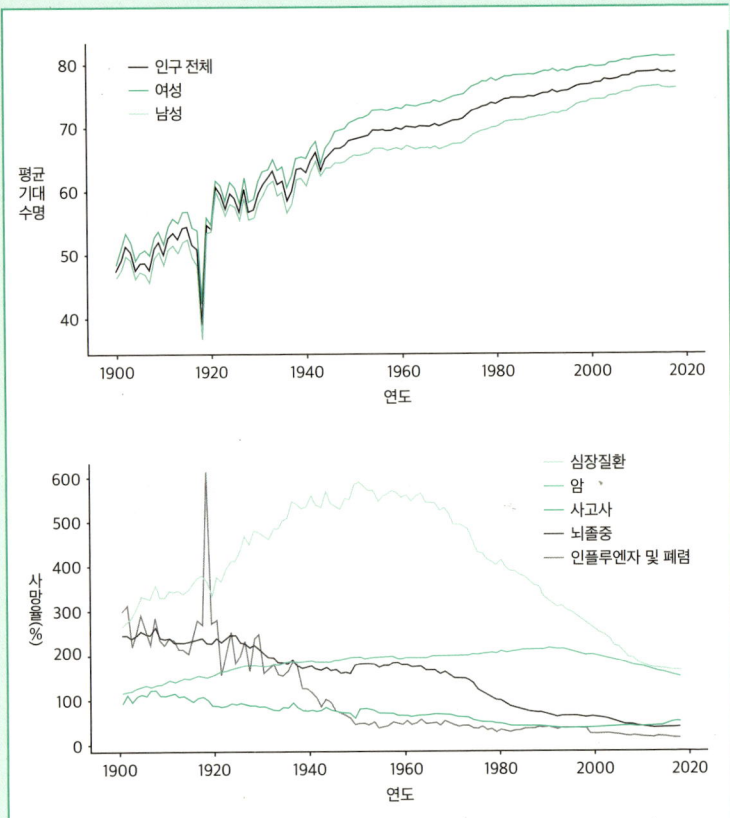

그림 0-1 1900~2018년 미국의 평균 기대수명 및 사망 원인 변화 추세

미국의 가장 큰 사망 원인은 인플루엔자나 폐렴 등의 감염성 질환(1900년경)에서 심장질환(1940년 이후)으로 점차 변화했다. 1960년 이후부터 심장질환의 사망률은 점차 줄어들어, 현재는 암과 거의 비슷한 수준이다.

이 급격히 늘어난 데는 감염성 질환으로 인한 사망이 감소한 것 외에도 여러 가지 복합적인 이유가 있다. 첫째, 제2차 세계대전 이후 사회가 풍요로워지며 영양 결핍이 줄어들고 지방이 풍부한 음식이 흔해졌다. 둘째, 전쟁터에서 흡연을 시작한 수많은 제대 군인으로 인해 흡연율이 높아졌다. 마지막으로 자동화와 자동차 보급이 증가하며 운동량이 줄어들고 비만이 증가했다.

이에 따라 심혈관 질환에 대한 사회적인 경각심이 높아졌다. 2023년 현재에도 심혈관 질환은 주요 사망 원인이지만, 심혈관 질환이 압도적인 사망 원인이었던 20세기 후반과는 분위기가 꽤 다르다. 가령 1950년대 심혈관 질환으로 인한 사망자는 인구 10만 명당 800명 이상이고, 이 중 2/3는 관상동맥 질환, 1/3은 뇌졸중이 차지했다. 그러나 2014년에는 심혈관 질환의 사망률은 10만 명당 252명이고, 1950년대에 비해 1/3로 줄었다. 과연 어떤 변화가 심혈관 질환의 사망률을 낮추는 데 기여했을까?

사망률이 낮아진 요인을 크게 2가지로 분류하자면, 심혈관 질환을 일으키는 위험 요소의 감소와 심혈관 질환을 진단 치료하는 기술의 발전이다. 다시 말해 위험 요소의 감소와 치료 기술의 발전이 동시에 기여하고 있다. 2007년의 한 연구에 따르면 관상동맥 심장질환의 사망률 감소에 치료 기술 발전이 약 47%, 위험 요소 감소가 44% 기여했다고 추정하고 있다.

그렇다면 심혈관 질환의 위험 요소 중 무엇이 감소하여 사망률을 줄였을까? 이 연구에서는 혈중 콜레스테롤 감소(24%), 수축기 혈압 감소

(20%), 흡연 감소(12%) 등이 사망률을 줄이는 데 기여했다고 본다. 반면 그 기간에 비만(8%)과 당뇨(10%)가 증가하며 사망률을 늘리는 데 기여했다. 따라서 혈중 콜레스테롤 및 혈압 감소가 비만 및 당뇨 증가에 따른 사망률 증가를 상쇄하고 결국 심혈관 질환의 위험 요소를 낮춘 셈이다.

그렇다면 혈중 콜레스테롤 및 혈압 감소처럼 심혈관 질환의 위험 요소를 낮추는 데 직접적으로 도움이 된 약물이야말로 심혈관 질환으로부터 희생자를 줄이는 데 직접적으로 기여한 셈이다.

그러나 우리는 아직 심혈관 질환의 위험 요소를 모두 제어할 수 없다. 혈중 콜레스테롤이나 고혈압과 마찬가지로 심혈관 질환의 중요한 위험 요소는 비만이다. 과연 인간은 비만을 혈중 콜레스테롤이나 고혈압처럼 약물로 조절할 수 있을까? 혈중 콜레스테롤, 혈압, 비만 등은 분명히 개인차가 있으며, 이러한 차이는 개인의 유전적 차이에 기인한다. 심혈관 질환의 위험 요소의 유전적 기반에 대해 인간은 어느 정도 이해하고 있을까? 개인의 유전 정보를 통해 이러한 위험성을 예측하고, 예방 또는 치료하는 것은 어느 정도까지 가능할까?

이 책은 인류가 '보이지 않는 살인자'인 심혈관 질환과 어떻게 싸워 왔는지에 대한 기록이다. 심혈관 질환은 암이나 감염병처럼 눈에 두드러지거나 병세가 바로 나타나지 않지만, 우리의 목숨을 서서히 노린다. 여기서는 고지혈증과 고혈압을 적절한 수준에서 제어하는 약물이 어떤 과정을 거쳐 개발되었는지를 살핀다. 또한 이러한 약물이 탄생하기 전에 혈중 콜레스테롤이나 고혈압 등 심혈관 질환의 위험 요소를 찾아낸 과정, 그리고 인체 혈액의 순환과 조절 과정을 밝혀낸 일화 등을 다룬다.[1] 비만이 어떻게 고지혈증, 고혈압, 당뇨를 유발하며 최근에 등장한 비만 조절 약물들이 어떤 기전에 의해 작용하는지도 살펴본다.

비록 우리는 이들과의 싸움에서 최근 눈에 띄는 성과를 이루었지만, 싸움은 아직 현재진행형이다. 이제부터 이 싸움의 과거, 현재, 미래를 알아보자.

---

[1] 우리 몸의 정상적인 상태가 어떻게 동작하는지를 연구하는 학문을 생리학(physiology)이라고 하며, 우리 몸의 병든 상태를 연구하는 학문은 병리학(pathology)이다. 우리 몸의 병든 상태를 이해하고 그 원인을 알아서 치료하려면 결국 몸의 정상 상태가 무엇인지를 알아야 하기 때문이다. 생리학과 병리학은 동전의 양면처럼 나란히 발전해 왔으며, 서로의 발전에 지대한 영향을 미쳤다.

차례

서론 죽음과 질병을 둘러싼 끝나지 않는 전쟁   4

1부 고지혈증과의 전쟁

   1장 죽상경화증의 역사   15
   2장 콜레스테롤과 심혈관 질환의 관계   28
   3장 LDL 조절 기전   50
   4장 스타틴의 등장   62
   5장 LDL 콜레스테롤 조절의 새로운 타깃   86
   6장 유전체와 심혈관 질환   102

2부 고혈압과의 전쟁

   7장 고혈압이 질병으로 인식되기까지   119
   8장 최초의 고혈압 조절 약물   130
   9장 신장과 혈압의 결정적 연결 고리   145
   10장 칼슘 채널 차단제   159
   11장 산화질소에서 비아그라까지   171

3부 비만 및 대사증후군과의 전쟁

   12장 비만이 질병이 되기까지   189
   13장 당뇨와 대사증후군   202
   14장 비만 치료제의 새로운 가능성   212

결론 전쟁은 여전히 끝나지 않았다   229

찾아보기   232
그림 출처   236
참고문헌   238

1부

고지혈증과의 전쟁

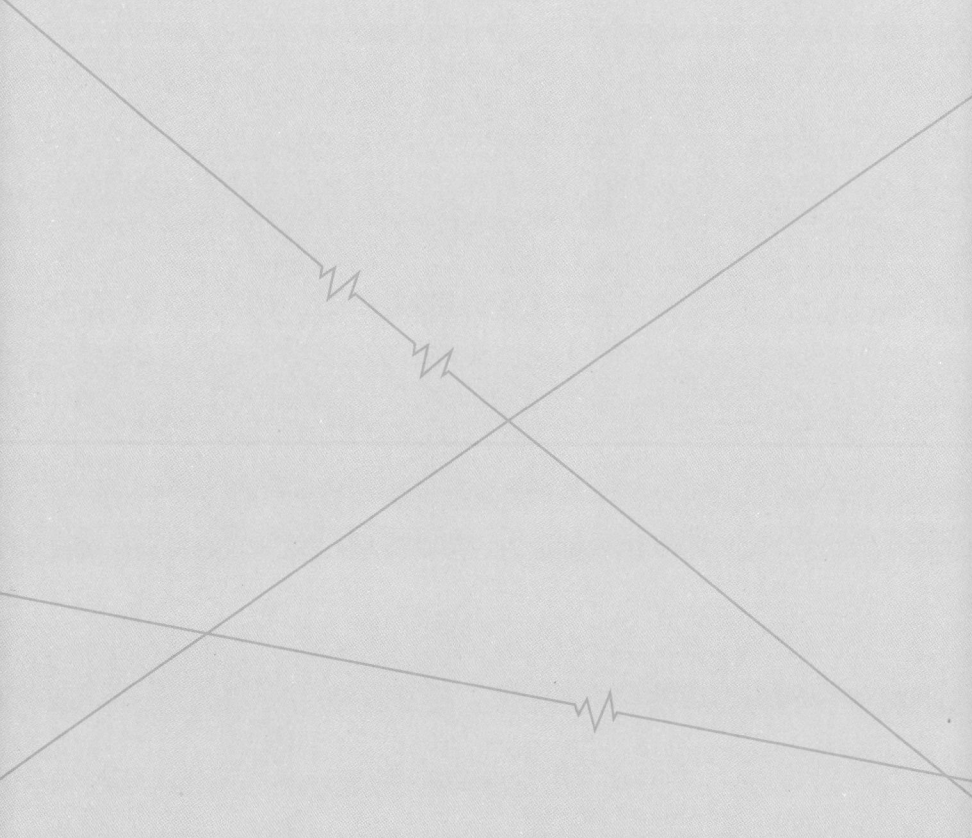

1

죽상경화증의 역사

　동맥경화증은 동맥이 두꺼워지고 탄력성이 떨어지는 여러 장애를 총칭하는 용어로, 그중 대표적인 것이 죽상경화증이다. 인류는 언제부터 동맥경화증과 죽상경화증이 위험하다는 것을 알게 되었을까? 여기서는 동맥경화증 및 죽상경화증 연구의 역사를 간략히 다룰 것이다.
　그에 앞서 우리 몸에서 혈액이 어떻게 순환되는지 알아야 한다. 혈액은 심장에서 동맥을 통해 온 몸의 모세혈관으로 퍼져 나가고, 정맥을 통해 심장으로 되돌아온다. 이후 폐에서 신선한 산소를 받아서 심장으로 되돌아온 다음, 동맥으로 다시 퍼져 나간다. 이러한 내용은 중고등학교 교과서에도 나오는 상식이지만, 이것이 상식이 아니던 때도 있었다. 인류가 혈액 순환의 원리를 알아내게 된 시점부터 살펴보자.

혈액 순환의 발견

고대 로마부터 중세까지 인체의 혈액 순환에 대해서는 로마제국의 의학자인 클라우디우스 갈레노스Claudius Galenos, 130~210가 정립한 체계가 상식처럼 통했다. 갈레노스는 동물 해부로 얻은 해부학 지식을 바탕으로 나름대로 혈액 생성 이론을 정립했다.

그의 혈액 생성 이론에 따르면, 혈액은 음식을 재료로 하여 간에서 생성되며, 간에서 정맥으로 이동한 후 정맥을 따라 몸 전체로 퍼져서 사용된다. 혈액 중 일부는 심장으로 이동하여 심장의 우심실로 들어가고, 불순물은 폐에서 밖으로 배출된다. 또한 불순물이 제거된 혈액은 심실 사이에 있는 작은 구멍을 통해 좌심실로 이동하여, 폐정맥에서 얻은 공기에 들어 있는 '생명 정기'와 혼합되어 동맥으로 전해지며 온몸으로 퍼진다.

즉 갈레노스의 혈액 생성 이론은 현재 알려진 것과 크게 달랐다. 심장에서 온 몸으로 퍼진 혈액이 말초혈관을 통해 순환하며 심장으로 되돌아온다는 것이 아니라, 간에서 만들어진 혈액이 온 몸에서 소모되는 일방통행적인 모델이었다. 갈레노스의 이론에서 심장은 혈액을 온 몸에 보내는 펌프가 아니라, (파도처럼 들어왔다 빠지는) 혈액이 머무르는 장소에 불과했다.

사실 심장에는 갈레노스의 이론과 달리 우심실에서 좌심실로 혈액이 이동할 만한 작은 구멍 따위는 없다. 만약 인간의 심장을 해부했다면 그런 구멍 같은 건 없다고 쉽게 알아냈겠지만, 갈레노스가 살던 당시에는 인체 해부가 금기시되어 이를 확인할 방법이 없었다.

이러한 갈레노스의 이론은 제창된 이후 무려 1,400년간 별다른 의심 없이 인정되었다. 물론 이에 대해 의심을 갖는 사람도 있었겠지만, '고대 의학의 아버지' 갈레노스의 권위로 도그마dogma가 된 이론에 반기를 들기는 어려웠을 것이다. 일단 갈레노스의 이론에 반박하려면 이를 반증할 만한 해부학적 증거가 필요했다. 16세기 이탈리아의 파도바 대학에서 안드레아스 베살리우스Andreas Vesalius, 1514~1564가 인체 해부학과 인간 생리를 탐구하기 시작하면서 혈액 순환의 기전이 밝혀질 토대가 놓였다. 베살리우스는 오늘날 '인체 해부학의 시조'로 일컬어진다.

인체 해부학 지식에 기반하여 현대적인 혈액 순환 이론을 제시한 사람은 윌리엄 하비William Harvey, 1578~1657다. 당시 의학의 변방이던 영국 출신인 하비는 해부학 및 의학의 메카인 이탈리아 파도바 대학에 유학하여 해부학 연구를 시작했다.

원래 갈레노스의 신봉자였던 하비는 인간 사체와 동물을 해부하며 갈레노스의 이론이 자신의 관찰 결과와는 잘 들어맞지 않는다는 것을 알게 되었다. 갈레노스의 이론대로라면 간에서 생성된 혈액이 정맥을 통해 말초로 퍼져야 한다. 그러나 정맥에는 판막이 있어 혈액은 항상 심장 쪽으로 흘러야 하고, 그 반대 방향으로는 절대 흐를 수 없다. 이러한 관찰을 통해 하비는 갈레노스의 이론에 의심을 품기 시작했다. 이어서 그는 심장이 단순히 혈액이 일시적으로 머무르는 '중간 거류지'가 아니라, 근육 수축으로 혈액을 온 몸에 내보내는 '펌프' 역할을 한다고 확신하게 되었다.

　갈레노스의 이론에 따르면 모든 혈액은 간에서 음식물에 의해 생성되고 몸 전체로 퍼진다. 이를 감안하여 하비는 심장에서 나오는 혈액량을 추산하고 이 수치를 비교했다. 갈레노스의 이론대로라면 모든 혈액은 간에서 매일매일 섭취하는 음식물로부터 생성되니, 혈액은 하루 섭취하는 음식량보다 많을 수 없다. 하비는 분당 맥박을 72회로 간주하고, 한번 심장이 뛸 때마다 2온스(58g)의 혈액이 심장에서 흘러 나간다고 계산했다. 그렇다면 1분당 심장에서 흘러 나가는 혈액량은 72×60×2=8,640온스(244kg)가 된다. 즉 1분마다 244kg의 피가 음식물에서 생성되고 소모되어야 하며, 이는 인간의 체중보다 훨씬 무겁다. 다시 말해 혈액이 일회용으로 소모된다는 주장은 심장에서 흘러 나가는 혈액량을 생각하면 전혀 터무니없다. 따라서 하비는 갈레노스의 이론은 타당하지 않으며, 혈액은 소모되지 않고 몸속에서 순환된다는 결론을 끌어냈다.

　그렇다면 이를 어떻게 실험으로 입증했을까? 하비는 기둥을 꽉 쥔 사람의 팔을 단단히 묶고, 팔의 동맥과 정맥 모두 피가 흐르지 못하게 했다. 그러자 팔은 더 이상 혈액이 들어가지 못해 차가워졌고, 팔의 바깥쪽 동맥은 부풀어 올랐다. 팔에서 맥박도 느껴지지 않았다. 이후 팔을 묶은 실을 느슨하게 풀어 동맥에 피가 통하게 하고 정맥은 여전히 막힌 채로 두었다. 그러자 팔 안으로 혈액이 순환되어 팔이 붉어졌고, 철사 안의 정맥은 부풀어 올랐다. 이를 통해 동맥으로 들어간 혈액이 정맥으로 빠져나온다는 사실을 증명했다.

하비는 50세가 되던 1628년 그동안의 연구를 집대성해 《동물의 심장과 혈액의 운동에 관한 해부학적 연구 Exercitatio Anatomica de Motu Cordis et Sanguinis in Animalibus》라는 책을 펴냈다. 여기서 혈액은 신체를 순환하고 심장은 혈액을 펌프하는 역할을 하며, 이를 통해 온 몸으로 퍼진 혈액이 정맥에서 심장으로 되돌아온다는, 현재 우리가 알고 있는 혈액 순환에 대한 최초의 이론이 나왔다. 결국 혈액 순환에 대한 현재의 상식은 17세기 초가 되어서야 어느 정도 정립되었다.

지금까지 심장을 통한 혈액 순환 과정이 어떻게 상식으로 정립되었는지 알아보았다. 그렇다면 혈액 순환에 문제가 생겼을 때 어떤 질병이 발생하며, 이에 대해 어떻게 인식하게 되었는지 살펴보도록 하자.

동맥경화증과 죽상경화증이란?

동맥은 심장에서 펌프처럼 나온 산소와 영양분을 몸에 전달하는 혈관이다. 정상적인 동맥은 매우 유연하고 신축성이 있어서 효과적으로 피가 흐른다. 심장 박동은 상황에 따라 변한다. 박동의 높낮이에 따라 달라지는 혈액량을 조절하려면 당연히 혈관이 유연하고 탄력이 있어야 한다.

그러나 동맥이 점점 두꺼워지고 탄력을 잃으면 문제가 생긴다. 혈관 벽이 두꺼워지며 혈액 흐름에 장애가 생기고, 주변 세포들은 혈액으로부터 산소와 영양분을 제대로 공급받지 못한다. 이러한 현상이 계속되어 동맥이 완전히 막히면 그 동맥에서 혈액을 공급받는 신체 부위가 죽으면서 치명적인 영향을 끼친다.

동맥경화증Arteriosclerosis은 동맥arterio이 단단해진다sclerosis라는 의미로, 동맥이 두꺼워지고 탄력성이 떨어지는 여러 장애의 총칭이다. 크게 죽상경화증Atheroclerosis, 세동맥경화증Arteriolosclerosis, 묀케베르그 동맥경화증Mönckeberg medial sclerosis 으로 나뉜다. 세동맥경화증은 작은 동맥인 세동맥이 단단해지는 증상으로, 세동맥으로부터 혈액을 공급받는 신장 등에 영향을 주며, 주로 고혈압이나 당뇨병 환자에게 나타난다. 묀케베르크 동맥경화증은 칼슘이 동맥벽에 흡착되어 생기는 질병으로, 50세 이상 환자에게서 주로 나타난다.

동맥경화증 중에서 가장 흔하게 발생하며, 많은 질병과 사망 요인이 되는 것이 바로 죽상경화증이다. 한마디로 말하자면, 죽상경화증은 지방 물질의 침전물 조각(죽상경화판)이 동맥의 벽에 생겨서 혈액 흐름을 줄이거나 혈관을 막았을 때 형성된다. 그렇다면 어떤 과정을 통해 죽상경화판이 형성되고 혈액 흐름을 막을까?

죽상경화증은 동맥의 가장 안쪽에 있는 속막의 내피세포 조직에 상처가 생기면서 시작된다. 이러한 '상처'로 죽상경화판이 형성된다. '상처'가 생기는 원인에는 여러 가지가 있지만, 다음과 같은 원인이 주로 거론된다.

- **혈액 흐름으로 인한 물리적 스트레스**: 특히 혈액 흐름이 빠른 고혈압 환

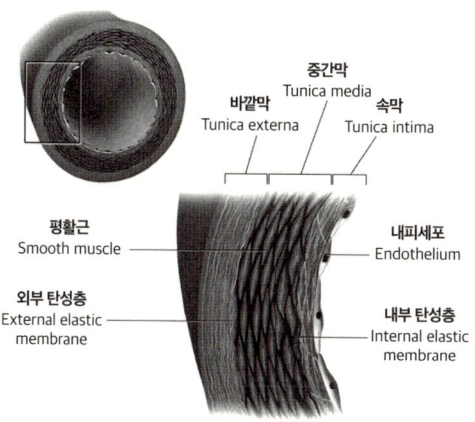

그림 1-1 동맥 벽의 구조

동맥은 크게 3단계 구조로 되어 있다. 가장 안쪽에 내피세포로 결합된 속막이 있고, 그 바깥쪽에 동맥 크기를 조절하는 탄성 있는 평활근과 탄성 섬유로 구성된 중간막이 있다. 동맥의 가장 바깥쪽에는 주변 조직에 혈관을 고정하는 결합 조직으로 구성된 바깥막이 존재한다.

자에게서 물리적인 상처가 생길 가능성이 높다.
- **염증성 스트레스**: 흡연 등 여러 가지 스트레스로 염증이 유발될 수 있다.
- **혈액 내 화학적인 이상**: 혈중 과다 콜레스테롤, 당뇨병으로 인한 고혈당

일단 여러 가지 요인으로 동맥 내피에 상처가 생기면 백혈구의 일종인 단핵구 monocyte와 T세포가 상처 부위로 이동한다. 상처 부위의 내

벽 아래에 모여든 세포들은 콜레스테롤 등의 지방 물질을 흡수하여 거품 세포 foam cell로 변하고 상처 주위에 축적된다. 이후 중간막을 구성하는 평활근 세포가 상처 주위로 이동하여 그곳에서 증식하고, 여기에 세포의 찌꺼기, 콜레스테롤, 칼슘 등이 쌓이면서 죽상경화판이 형성되는 것이다.

이렇게 형성된 죽상경화판은 그 자리에서 혈관을 좁혀서 혈액 순환을 방해한다. 죽상경화판이 커져서 혈관을 막게 되면 심근경색과 뇌졸중의 원인이 된다. 죽상경화판이 혈관을 막지 않더라도 죽상경화판을 이루는 물질들이 파열되어 혈관 속으로 분출되면 더욱 큰 문제가 생긴다. 혈관이 좁아지는 부위에서 이러한 일이 일어나면 혈전이 형성되고, 이 혈전이 혈관을 막으면 역시 심근경색, 뇌졸중의 원인이 되기 때

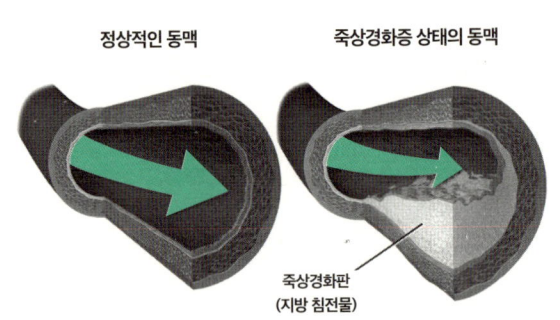

그림 1-2 정상적인 동맥과 죽상경화증 상태의 동맥

죽상경화증 상태의 동맥에는 혈관 벽에 지방 침전물 등이 쌓여서 죽상경화판이 형성되어 있다. 이로 인해 동맥이 좁아지고 혈액 흐름이 느려진다.

문이다.

죽상경화증은 어떤 기관에 생기느냐에 따라 서로 다른 질환을 일으킨다. 만약 뇌혈관에 죽상경화증이 생기면 뇌졸중stroke이 유발된다. 또한 심장에 생기면 심근경색이나 협심증狹心症, angina pectoris을 유발하고, 팔다리 혈관에 생기면 말초혈관 질환이 된다. 결국 죽상경화증은 대부분의 심혈관 질환을 일으키는 '보이지 않는 살인자'의 실체인 셈이다.

동맥경화증·죽상경화증 연구의 역사

많은 사람이 동맥경화증과 죽상경화증은 과거에는 존재하지 않다가 현대에 이르러 새롭게 생긴 질병으로 생각하곤 한다. 놀랍게도 고대 이집트의 미라나 고대 페루인 사체에서도 동맥경화증과 죽상경화증의 흔적이 발견된다. 이를 감안하면 동맥경화증과 죽상경화증을 단순히 영양 과잉에 의한 '현대 질병'으로만 규정하기는 힘들다. 다시 말해 동맥경화증, 죽상경화증과 이로 인한 심혈관 질환은 인류 역사와 함께한 유서 깊은 질환이다.

다만 이전에는 세균과 바이러스에 의한 감염병으로 사망하는 사람이 절대적으로 많았고, 동맥경화증과 죽상경화증이 본격적으로 나타날 만큼 중년을 넘긴 사람의 비율이 현대보다 훨씬 적었다. 따라서 동맥경화증과 죽상경화증의 위험성이 상대적으로 드러나지 않았다고 봐야 옳을 것이다.

협심증, 즉 심근에 산소를 공급하는 관상동맥이 좁아져서 가슴 통증을 느끼는 증상은 18세기부터 알려져 있었다. 그러나 협심증의 발생 원인은 20세기 초반까지 전혀 밝혀지지 않았다. 그러다 1912년 미국의 의사 제임스 헤릭 James B. Herrick, 1861~1954은 관상동맥이 점차 좁아지면 협심증의 원인이 될 수 있다는 주장을 발표했다.

한편 동맥경화증이라는 용어는 프랑스의 외과의이자 병리학자인 진 롭스타인 Jean Lobstein, 1777~1835에 의해 최초로 등장했다. 그는 1833년 관상동맥 내에 석회화된 병변 calcificated arterial leison을 관찰하고 이를 'arteriosclerosis', 즉 동맥경화증으로 명명했다.

죽상경화증이라는 용어는 1904년 독일의 병리학자 펠릭스 마찬드 Felix Jacob Marchand, 1846~1928가 처음 사용했다. 그는 탄력을 잃고 단단해진 동맥 안에 존재하는 지방 축적물을 설명하고자 그리스어로 '죽'에 해당하는 'athero'와 '굳어짐'을 의미하는 'sclerosis'를 합쳐 'atherosclerosis', 즉 오늘날 '죽상경화증'으로 번역되는 용어를 만들어 냈다.

그렇다면 죽상경화증과 심혈관 질환의 관계는 언제부터 인식되기 시작했을까? 1844년 덴마크의 신고전주의 화가 베르텔 토르발센 Bertel Thorvaldsen, 1770~1844이 덴마크 왕립극장에서 심근경색으로 급사했다. 그의 갑작스러운 죽음을 밝히려고 부검이 실시되었고, 부검 결과 사인은 좌측 관상동맥에 있는 죽상경화판이 파열하면서 쏟아져 나온 물질들이 관상동맥을 막은 것이었다. 그렇다면 죽상경화판과 죽상 물질의 정체는 무엇일까?

1852년 독일의 병리학자 루돌프 피르호 Rudolf Virchow, 1821~1902는 혈관 내에 지방 물질이 축적된다는 것을 발견했다. 그러나 그는 지방 물질 축적을 곧 죽상경화증의 원인으로 보지 않았다. 후세에 세포병리학 cell pathology의 창시자로 알려진 그는 혈관 내 손상이나 감염에 의해 혈장 속 지방의 투과성이 증대되고, 이로 인해 혈관에 죽상경화판과 죽상 물질이 축적된다고 보았다. 이러한 피르호의 생각은 앞서 설명한 죽상경화증의 현대적 원인, 즉 동맥 내피에 생긴 상처로 염증 반응이 일어나 죽상경화증이 시작된다는 것과 일맥상통한다.

피르호의 죽상경화증 발생에 대한 주장은 지금 관점으로 봐도 매우 현대적이지만, 당시에는 세포와 염증 반응에 대한 지식이 부족해서 죽상경화증 발생을 세포에 초점을 맞추어 연구하기는 어려웠다. 그 대신 피르호가 발견한 죽상경화판에 축적되는 지방 물질의 정체를 파악하는 데 초점이 맞추어졌다. 죽상경화증에서 축적되는 지방 물질은 어떤 종류일까?

콜레스테롤의 정체

오늘날 죽상경화증과 떼 놓을 수 없는 물질인 콜레스테롤 cholesterol은 1758년 프랑스의 의사 프랑소와 폴레티어 데 라살 François Poulletier de la Salle, 1719~1788이 발견했다. 이후 콜레스테롤이라는 이름은 1823년 프랑스의 화학자 미셸 쉐브렐 Michel E. Chevreul, 1786~1889이 동물 지방의 구성 성분을 성질에 따라 분류하면서 처음 붙게 되었다.

콜레스테롤과 죽상경화증의 관계는 20세기 초반 일련의 연구로 처음 알려졌다. 1910년 독일의 화학자 아돌프 빈다우스Adolf Windaus, 1876~1959는 죽상경화증 환자의 죽상경화판에는 정상적인 대동맥의 내막에 비해 콜레스테롤이 25배 많다는 것을 확인했다. 그제야 피르호가 처음 발견한 혈관 내에 축적되는 지방 물질의 성분이 주로 콜레스테롤이라는 게 밝혀졌다.

러시아의 의사 알렉산더 이그나토우스키Alexander I. Ignatowski, 1875~1955는 최초로 콜레스테롤 섭취와 죽상경화증의 관계를 동물 실험을 통해 연구했다. 그는 1908년 지방질이 많은 우유, 계란, 고기 등으로 만든 사료를 먹인 토끼의 대동맥에 죽상경화증이 생긴다는 사실을 발견했다. 1913년 러시아의 연구자인 니콜라이 아니츠코프Nikolai N. Anichkov, 1885~1964는 여러 종류의 순수한 지방질을 토끼에게 먹였고, 이 중 순수한 콜레스테롤을 먹으면 관상동맥에서 죽상경화증과 유사한 현상이 유발될 수도 있음을 알아냈다.

그러나 이러한 연구를 식품을 통한 콜레스테롤 섭취가 죽상경화증으로 이어진다는 증거로 해석하기에는 다소 무리가 있었다. 초식동물인 토끼는 평소에 지방을 그리 많이 섭취하지 않을 것이므로, 이러한 실험 결과를 인간의 죽상경화증의 원인으로 해석하기는 어려웠다. 또한 토끼의 동맥에서 발견된 병변은 인간의 죽상경화증과 완전히 동일하지 않았다. 그러나 이러한 초기 동물 실험은 죽상경화증과 콜레스테롤의 관계에 대해 연구진이 관심을 보이는 계기가 되었다.

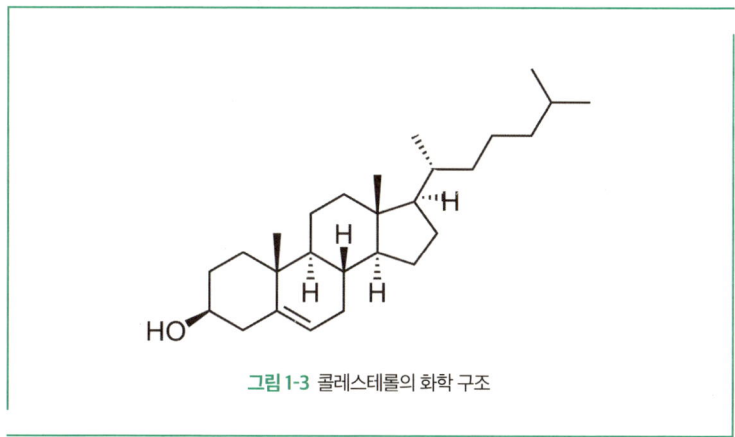

그림 1-3 콜레스테롤의 화학 구조

한편 콜레스테롤의 화학 구조는 1930년대에 밝혀진다. 1920년대에 아돌프 빈다우스와 하인리히 빌란트 Heinrich O. Wieland, 1877~1957는 콜레스테롤의 화학 구조를 제시했고, 콜레스테롤에 대한 연구 공로로 두 사람은 1928년 노벨 화학상을 수상한다. 그러나 4년 후 두 사람이 제시한 콜레스테롤의 화학 구조가 틀리다는 것이 드러났다. 우여곡절 끝에 콜레스테롤은 4개의 탄소 고리로 이루어진 극히 소수성(물을 싫어하는 기름 성질을 가진) 물질이라는 게 밝혀졌다.

그러나 20세기 초반까지 죽상경화증과 콜레스테롤의 관계는 죽상경화판을 구성하는 주성분이 콜레스테롤이라는 것 외에 확실히 알려지지 않았다. 죽상경화증의 발생 원인과 콜레스테롤의 관계를 알아내려면 죽상경화증에 대한 더욱 깊이 있는 연구가 진행되어야 했다.

2

콜레스테롤과
심혈관 질환의 관계

　　　　　콜레스테롤을 죽상경화증 및 심장질환의 원인으로만 본다면, 콜레스테롤을 몸에 해로운 물질이라고 생각할지도 모른다. 그러나 콜레스테롤은 체내에서 합성되는 물질이자 몸속 세포막의 주요 구성 성분이며, 생체막의 유동성을 부여하는 필수 물질이다. 따라서 동물의 생명 유지에 콜레스테롤은 꼭 필요한 물질이다.

　하지만 혈중 콜레스테롤은 분명 심혈관 질환과 관련이 있다. 콜레스테롤과 심혈관 질환의 연관성이 어떻게 밝혀졌는지 알아보기 전에, 현재 우리가 알고 있는 혈중 콜레스테롤에 대한 지식을 정리해 보도록 하자. 1장에서 말한 대로 콜레스테롤은 물에 거의 녹지 않는 기름과 같은 성질을 지녔다. 그렇다면 콜레스테롤은 어떻게 혈액 속에 존재할 수 있을까?

콜레스테롤과 지단백질

콜레스테롤은 물에 전혀 녹지 않는 물질이기 때문에 혈액 내에서는 인지질phospholipid, 인지질 결합 단백질apolipoprotein과 함께 지단백질 복합체lipoprotein complex 형태로 존재한다.

인지질은 세포를 외부와 구분하는 생체막의 구성 성분이기도 하다. 한쪽은 물과 친한 부분, 다른 쪽은 기름과 친한 부분으로 구성되어 있다. 수용액 안에서는 물과 친한 부분이 바깥으로 노출되고, 기름과 친한 부분은 안쪽으로 들어가 있다. 인지질 안의 미셀michelle에는 콜레스테롤과 트리글리세라이드triglyceride와 같은 지방 성분 물질이 담겨 있다(트리글리세라이드는 흔히 중성지방이라고 부르는, 체내에서 에너지 저장용으로 이용되는 지방의 주요 구성 성분이다). 다시 말해 물에 녹지 않는

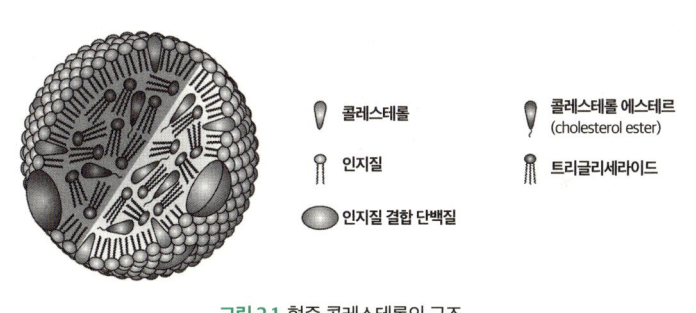

그림 2-1 혈중 콜레스테롤의 구조

혈중 콜레스테롤은 인지질, 인지질 결합 단백질 등으로 구성된 지단백질 복합체 형태로 존재한다.

콜레스테롤이나 트리글리세라이드 등이 혈액 안에 존재하기 위해 지단백질이라는 '포장지'에 싸여 있으며, 이 포장지는 인지질로 구성되어 있다.

그렇다면 지단백질과 콜레스테롤은 어떻게 발견되었을까? 1929년 프랑스 파스퇴르 연구소의 연구자인 미셸 마체보우프 Michel Macheboeuf, 1900~1953는 소 혈청의 단백질을 분리하다가 지단백질을 처음 발견했다. 소 혈청에 존재하는 단백질을 침전시킨 후 성분을 조사한 결과 침전물의 59%에 해당되는 성분은 단백질이었지만, 나머지 41%는 지방질이었다. 또한 41%의 지방질은 인지질 28%, 콜레스테롤 18%로 구성되어 있었다. 이렇게 발견된 지단백질은 오늘날에는 고밀도 지단백질 High Density Lipoprotein, HDL로 분류된다.

20세기 중반 제2차 세계대전이 발발하자 수혈과 치료 용도로 혈액 내 단백질에 대한 연구가 많이 이루어졌다. 그중 혈액 내 단백질을 분리하여 대량 확보하기 위한 연구가 활발히 진행되었다. 혈액에 있는 알부민 albumin이나 항체인 감마 글로불린 gamma-globulin 등을 분리하여 치료에 사용하는 경우가 많았기 때문이다.

이러한 연구를 통해 지방질과 결합된 지단백질이 발견되었는데, 새롭게 발견된 지단백질은 이전에 발견된 지단백질 HDL과는 구성 성분이 조금 달랐다. 새롭게 발견된 지단백질의 구성 성분은 단백질 23%, 인지질 22%, 유리 콜레스테롤 8%, 콜레스테롤 에스테르 39%, 트리글리세라이드 6%였다. 즉 단백질의 함량 비율은 적었고, 상대적으로 콜레스테롤과 콜레스테롤 에스테르의 함량이 많았다.

여기서 발견된 지단백질이 오늘날 저밀도 지단백질 Low Density Lipoprotein, LDL이라고 부르는 것이다. 현재 대중에 '나쁜 콜레스테롤'로 인식되며 죽상경화증의 주요 위험 요소로 떠오른 LDL는 제2차 세계대전 중반에 처음 알려졌다. 그러나 LDL을 분리하려면 매우 번거로운 과정을 거쳐야 해서 발견 당시에는 LDL에 큰 관심을 갖는 연구진은 별로 없었다.

1946년 버클리 대학의 연구자인 존 고프만 John Gofman, 1918~2007은 매우 간단한 혈중 LDL 및 HDL 농도 측정법을 개발한다. 고프만은 제2차 세계대전 이후에 비로소 연구실에 보급되기 시작한 최신 연구기기인 초원심분리기 ultracentrifuge를 이용하여 지단백질을 분리하는 방법을 만들었다. 기존 원심분리기는 분당 최대 1만 회 회전하며 중력의 1만 배 정도의 원심력을 만들어 내지만, 초원심분리기는 이보다 10배 이상 빠른 회전 속도를 내며 기존에는 분리하기 힘들었던 생체물질을 분리해 냈다. 고프만은 초원심분리기에 혈액을 1시간 정도 돌려서 LDL과 HDL을 분리하는 방법을 개발했고, 이를 통해 혈중 지단백질 농도를 간편하게 측정할 수 있었다.

비교적 간단한 실험 방법으로 혈중 지단백질 농도를 측정할 수 있게 되면서 혈중 지단백질 농도와 심혈관 질환의 상관관계에 대한 연구가 시작되었다. 이러한 연구는 유전적 요인으로 인해 콜레스테롤이 높은 유전병 가계를 대상으로 먼저 진행되었다.

유전성 과다콜레스테롤혈증

유전성 과다콜레스테롤혈증Familial Hypercholesterolemia, FH은 유전적 요인에 의해 혈중 콜레스테롤이 비정상적으로 높아지는 유전 질환이다. 유전성 과다콜레스테롤혈증 환자는 피부 아래에 지방이 집적되어 나타나는 황색종xanthoma이 형성되며, 이는 19세기 말부터 잘 알려진 현상이다. 그러나 황색종이 생기는 이유는 잘 알려지지 않았다.

1939년 노르웨이의 내과의사인 칼 뮬러Carl Muller는 근친혼이 많이 발생하는 노르웨이의 고립 커뮤니티에서 황색종 형성, 과다콜레스테롤혈증 및 심장질환이 빈번한 가족을 대상으로 76건의 환자를 분석했다. 이를 통해 과다콜레스테롤혈증이 가계를 따라 유전되는 유전병임을 확인했으며, 이 집단에서 많이 발생하는 협심증 및 심근경색은 혈관 내에 지방이 집적되기 때문이라고 주장했다.

이후의 후속 연구를 통해 유전성 과다콜레스테롤혈증이 하나의 유전자에 이상이 생겨서 일어나는 단일 유전자에 의한 유전질환monogenic genetic disease임이 밝혀졌다. 1952년 존 고프만은 자신이 개발한 초원심분리기로 유전성 과다콜레스테롤혈증 환자의 혈액에서 지단백질 농도를 측정한다. 측정 결과 유전성 과다콜레스테롤혈증 환자는 정상인에 비해 전체 혈중 콜레스테롤 및 LDL 콜레스테롤의 양이 2배에서 최대 5배 이상 많았다.

그러나 유전성 과다콜레스테롤혈증의 원인 유전자는 1970년대에 이르러서야 발견된다(여기에 대해서는 3장에서 설명하겠다).

이렇듯 하나의 유전자에 이상이 생겨 유전되는 유전성 과다콜레스테롤혈증 환자는 심혈관 질환의 빈도가 높다고 알려졌다. 하지만 (유전성 과다콜레스테롤혈증 환자가 아닌) 혈중 콜레스테롤 농도가 높은 일반인 중에 심혈관 질환 발생 빈도가 증가한다는 사실은 인과관계로 바로 받아들여지지 않았다. 그 이유는 무엇일까?

앞서 말한 대로 유전성 과다콜레스테롤혈증 환자는 그렇지 않은 일반인에 비해 혈중 콜레스테롤 농도가 2~5배 이상 높다. 그러나 일반인 중에 그 정도로 혈중 콜레스테롤 농도가 극단적으로 높은 사람은 그리 많지 않았다. 따라서 당시에는 혈중 콜레스테롤이 일반인의 심혈관 질환의 위험을 높이는 위험 요소로 바로 의학계에서 받아들여지지 않았다. 즉 유전 질환 때문에 비정상적으로 몇 배 이상 높아진 혈중 콜레스테롤 농도가 아닌, 인구 분포에서 나타나는 수준의 혈중 콜레스테롤 농도를 심혈관 질환의 원인으로 결론 내리기는 쉽지 않았다.

결국 콜레스테롤과 심혈관 질환, 특히 죽상경화증과의 관계는 많은 사람을 대상으로 혈중 콜레스테롤 수준을 측정하고 심혈관 질환이 발생했는지 추적 관찰하는 대규모 역학 연구가 실시된 이후에나 정립되었다.

LDL과 죽상경화증의 관계

1장에서 소개한 20세기 미국인의 사망 원인 추세에서 알 수 있듯 제

2차 세계대전 이후 심장질환은 선진국의 주된 사망 원인으로 떠올라 1960년대에 정점에 달했다. 이는 미국을 비롯해 유럽 등 대부분의 산업화 국가에서 공통으로 나타나는 현상이었다.

이렇듯 심혈관 질환 사망자가 늘어나자, 이전에는 단순히 노화 때문에 발생 빈도가 높아진다고 생각했던 죽상경화증에 대한 대중의 관심이 높아지고 연구도 활발해졌다.

1948년 해리 트루먼 Harry Truman 대통령은 '국가 심장 법안'National Heart Act에 서명했다. 이 법안은 미국인의 1/3이 심혈관 질환으로 사망할 만큼 미국인의 건강이 이 질환으로 심각한 위협을 받고 있음을 강조하며, 심혈관 질환의 예방·진단·치료를 위한 수단을 개발하는 데 총력을 기울여야 함을 역설하고 있다. 구체적인 정책으로 20년에 걸친 심장질환 관련 역학조사를 위해 50만 달러의 예산이 책정되었다. 또한 오늘날 미국 국립보건원 National Institutes of Health, NIH 산하의 국립 심장·폐·혈액 연구소 National Heart, Lung and Blood Institute가 되는 국립 심장 연구소 National Heart Institute가 설립되었으며, 이 연구소는 심혈관 질환 관련 연구의 컨트롤타워 역할을 수행하게 되었다.

이후에 진행된 연구들은 LDL과 죽상경화증의 관계를 확립하는 데 중요한 역할을 했다. 초원심분리기로 혈중 LDL을 분리하고 그 양을 정량화하는 방법을 개발한 존 고프만은 후속 연구에서 죽상경화증과 LDL의 관계를 살펴보았다.

우선 고프만은 20세기 초반 러시아의 니콜라이 아니츠코프가 수행한 시험을 재현해 보았다. 토끼에게 콜레스테롤을 먹이고 혈액을 채취하여 자신이 개발한 초원심분리기 측정법으로 혈중 LDL, HDL 농도를 측정했다. 그 결과 콜레스테롤을 먹인 토끼의 혈중 LDL 농도가 증가했으며, 혈중 LDL 농도가 증가할수록 실험동물에서 죽상경화증이 심하게 나타났다. 다시 말해 아니츠코프와 동일하게 토끼를 대상으로 콜레스테롤을 먹여 죽상경화증이 나타난다는 실험 결과를 재현한 셈이다. 그렇다면 이러한 결과는 사람에게도 적용될까?

고프만은 당뇨 환자와 심근경색 환자를 포함해 285명의 혈중 LDL 농도를 측정했다. 연령이 높을수록, 또한 심근경색을 겪은 적이 있는 환자일수록 그렇지 않은 사람보다 혈중 LDL 농도가 높았다. 그는 이 결과를 근거로 혈중 LDL, HDL 농도에 따라 죽상경화증의 위험도를 수치화하는 '동맥경화지수'Atherogenic Index, AI를 1956년 발표했다.

그러나 고프만의 연구는 285명이라는 작은 실험군을 대상으로 한 만큼, 좀 더 확실한 결론을 내려면 이보다 훨씬 더 많은 사람을 대상으로 하는 연구가 필요했다. 그러나 수천 명을 대상으로 당시 흔하지 않았던 첨단 실험기자재인 초원심분리기로 연구를 진행하려면 매우 많은 연구비가 필요했다. 고프만은 연구 수행을 위해 미국 국립보건원에 연구비를 신청했으나 연구비 획득에 실패했다.

그러다 20세기 중반 미국 의과학 연구의 후원자이자 로비스트로 유명했던 매리 래스커 Mary Lasker, 1900~1994의[2] 주선으로 연구 기회가 생겼다. 결국 고프만은 하버드대, 피츠버그대, 클리블랜드대, 버클리대의 공동 연구를 통해 더 많은 사람을 대상으로 LDL과 심근경색의 관계에 대해 연구할 수 있게 되었다.

4개 기관에서는 약 5,000명의 중년 남성을 대상으로 혈중 콜레스테롤 농도와 LDL 콜레스테롤 농도를 측정하고 심혈관 질환 발생 빈도와의 관계를 확인했다. 이 결과를 통해 혈중 콜레스테롤 및 LDL 농도와 심혈관 질환의 상관관계가 밝혀졌다. 물론 이 연구는 나름의 한계가 있었다. 각 기관에서 실행된 실험 데이터 처리 방법이 상이해서, LDL 콜레스테롤과 혈중 전체 콜레스테롤 양 중 어떤 것이 심혈관 질환 발생과 관련 있는지를 정확히 확인할 수 없었기 때문이다.

이러한 한계에도 불구하고 고프만의 연구는 체내 혈중 콜레스테롤과 심혈관 질환 발생의 관련성을 최초로 보여 준 점에서 의의가 있다. 고프만의 연구 이후 심혈관 질환과 혈중 콜레스테롤의 관계를 살피는 후속 연구가 속속 진행되었다.

식생활이 심혈관 질환 발생에 미치는 영향

미네소타 대학의 영양생리학자인 안셀 키스 Ancel Keys, 1904~2004는 제2차 세계대전 이후 심혈관 질환의 증가세에 주목하며 여기에 기여하는 요인을 찾고자 역학 연구를 시작했다.

키스는 어떤 데이터에 주목했다. 바로 제2차 세계대전 이후 미국 회사의 중역 등 영양 상태가 좋은 인간 집단에서는 심혈관 질환 발생이

2　노벨상의 바로 전 단계라고 흔히 칭하는 '래스커상'(Lasker Award)은 매리 래스커와 그의 남편이었던 억만장자 앨버트 래스커(Albert Lasker)의 이름을 딴 상이다.

극히 높았지만, 식량 부족 현상을 보인 제2차 세계대전 도중의 유럽에서는 심혈관 질환 발생이 급격히 감소했다는 것이다. 그는 이러한 데이터를 통해 어떤 집단의 식생활이 심혈관 질환 발생에 영향을 주리라는 가설을 세웠다. 그리고 서로 다른 식생활 패턴을 가진 여러 국가의 집단을 대상으로 식생활, 혈중 콜레스테롤, 심혈관 질환의 발생 빈도를 조사하고자 했다.

흔히 '7개국 연구'The Seven Countries Study, SCS로 통칭하는 이 연구에서 서로 다른 식생활 및 생활 습관을 가진 미국, 핀란드, 네덜란드, 이탈리아, 그리스, 유고슬라비아, 일본의 40~59세 남성 12,763명을 대상으로 혈중 콜레스테롤 농도와 식단을 조사했다. 또한 심혈관 질환의 사망률을 1955년부터 10년간 추적 조사했다. 1965년 연구 종료 후 혈중 콜레스테롤 농도와 식생활을 통한 포화지방산 섭취량이 심혈관 질환 사망률과 가장 밀접하다고 결론 내렸다.

키스의 연구 결과는 사회적으로 매우 큰 반향을 일으켰다. 특히 심혈관 질환의 사망률이 낮은 이탈리아나 그리스 등 지중해 연안 국가의 식생활에 많은 사람이 관심을 갖게 되었다. 지중해 연안 국가의 사람들이 섭취하는 칼로리 중 지방에서 얻는 칼로리는 40%로, 미국보다 훨씬 높았다. 그럼에도 심혈관 질환 사망률이 미국보다 낮은 이유로는 채소, 과일, 포도주를 자주 먹고 올리브 오일 섭취량이 많은 식단과 관련 있을 것으로 추정되었다. 그리하여 이러한 '지중해 식단'Mediterranean diet에 많이 함유된 불포화지방 섭취는 권장되었지만, 동물성 식품에서 유래된 포화지방 섭취는 건강에 해롭다고 간주되었다.

키스의 7개국 연구는 사회에 많은 반향을 불러왔지만, 반면 학계에서는 상당한 논란을 일으켰다. 일단 이 연구에서 밝힌 식품을 통한 포화지방 섭취와 심혈관 질환 사망률의 관련성을 곧바로 인과관계로 해석하기는 어려웠다. 인종 간 유전적 차이, 집단 간 생활 습관 차이, 혈압 및 비만 정도 등의 여러 교란 요소도 있었다.

키스가 분석 대상에 심혈관 질환이 상대적으로 적게 발생하는 7개국은 포함하고 콜레스테롤이나 포화지방을 많이 섭취하는 프랑스 같은 국가를 일부러 뺀 게 아니냐는 비판도 불거졌다. 다시 말해 자신의 가설을 뒷받침할 만한 국가만 취사선택했을 수도 있다는 것이다. 키스 연구팀은 프랑스와 독일과 같은 국가는 제2차 세계대전과 전쟁 전후에 식량 부족을 심하게 겪었으며, 연구를 시작한 1955년에는 이들 국가의 데이터에 여러 문제가 있었다고 반박했다. 실제로 키스가 연구 대상으로 선정한 7개 국가를 포함해 22개 국가에서의 지방 섭취와 사망율 관련 데이터를 보면, 키스가 선택한 7개국처럼 완벽한 상관관계는 나타나지 않지만, 전반적으로 지방 섭취가 많을수록 심혈관 질환에 의한 사망율이 증가하는 경향을 보인다.

식품으로 섭취하는 영양 성분, 특히 포화지방산이 심혈관 질환에 영향을 주는지에 대한 연구는 7개국 연구가 처음 출간된 1965년 이후 꾸준히 진행되었으며, 논쟁 역시 계속되었다.

일부 연구에서는 키스의 주장에 부합하는 결과, 즉 포화지방산 섭취가 심혈관 질환으로 인한 사망을 늘린다는 결과가 도출됐다. 반면 어떤 연구에서는 전혀 상반되는 결론, 즉 포화지방산 섭취와 심혈관 질

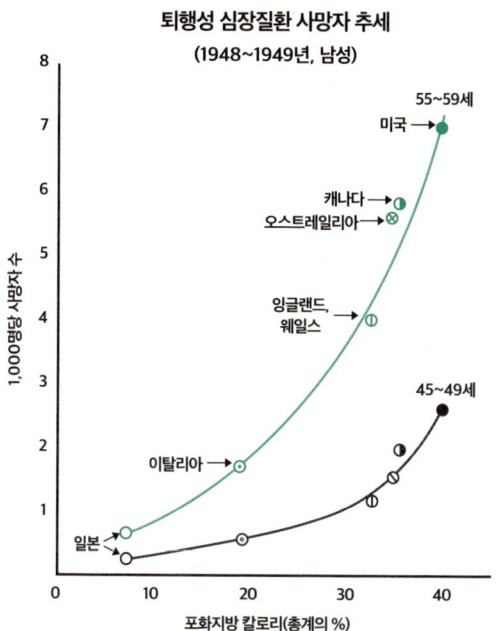

그림 2-2 안셀 키스가 밝힌 포화지방에서 얻는 칼로리와 심혈관 질환 사망률의 관계

안셀 키스는 서로 다른 식습관과 생활 습관을 가진 7개국의 16개 코호트를 대상으로 혈중 콜레스테롤 농도와 포화지방에서 얻는 칼로리가 심혈관 질환에 의한 사망과 관련 있다는 것을 찾아냈다. 이러한 연구를 근거로 안셀 키스는 심혈관 질환을 식단 조절로 예방할 수 있다는 주장, 즉 지중해 식단에 의한 심혈관 질환 예방을 설파했다.

환으로 인한 사망에 뚜렷한 연관성이 없다는 결과도 나왔다. 일부에서는 포화지방산이 아니라 탄수화물 섭취가 심혈관 질환의 주원인이라는 주장도 있었다. 이렇듯 연구 결과마다 상반된 결론이 나온 것은 수행된 연구들이 완전히 동일한 조건의 반복 연구가 아니었기 때문이다. 가령 이중 맹검 실험을 통해 포화지방산 섭취가 심혈관 질환에 의한 사망과 관련 없다고 밝힌 연구에서는 대조군이 대체로 포화지방산 대신 이와 유사한 칼로리를 내는 탄수화물, 특히 정제된 탄수화물을 섭취했다. 그러나 포화지방산을 통해 섭취하던 칼로리를 불포화지방산으로 대치하면 심혈관 질환 사망률에 유의한 차이가 생겼다. 동물성 지방과 식물성 지방의 섭취에 따라서도 차이가 있었다.

어떤 영양 성분이 몸에 해롭거나 그렇지 않다는 주장은 해당되는 영양 성분이 많이 들어 있는 식품 업계의 이해관계와 매우 밀접하게 연관되어 있다는 점에도 주목할 필요가 있다. 가령 동물성 포화지방 대신 탄수화물로 칼로리를 대치하는 게 심혈관 질환에 유리하다는 주장은 동물성 포화지방의 주된 출처인 축산 산업계 입장에서는 매우 불리하다. 반면 정제당 관련 업체 입장에서는 유리하게 작용한다. 한편 당 섭취가 심혈관 질환에 영향을 준다는 주장은 역으로 작용한다. 즉 특정 영양 성분이 건강에 해롭다는 주장은 그 자체로 특정 산업계의 이해와 떼려야 뗄 수 없으며, 이러한 이해관계는 연구 결과에 부지불식간 영향을 미칠 수밖에 없다.

어쨌든 현재까지 학계와 정부에서는 동물성 포화지방산의 다량 섭취가 혈중 LDL 콜레스테롤 농도를 높인다는 것을 정설로 인정하고 있다. 미국 정부(식품의약국, 농무부) 또는 학회(미국심장학회 및 협회) 등의 가이드라인에서는 동물성 포화지방이 많이 든 식품의 섭취를 제한하고, 채소, 과일, 견과류, 곡식, 생선 등을 많이 섭취하는 지중해식 식습관을 권장한다. 또한 트랜스지방을 멀리하기를 권장하고 있다.

다만 여기서 주의해야 할 점은 혈중 LDL 콜레스테롤 농도가 심장질환 발생과 밀접한 관련이 있지만, 음식 섭취로 얻는 콜레스테롤은 심장질환 발생이나 혈중 LDL 콜레스테롤 농도와는 큰 관련이 없다는 것이다. 그 대신 불포화지방의 다량 섭취는 혈중 LDL 콜레스테롤 수준과 직접적인 상관관계가 있었다. 음식으로 얻는 콜레스테롤이 왜 혈중 LDL 콜레스테롤 수준에 큰 영향을 미치지 못할까? 여기에는 2가지 이유가 있다.

첫째, 우리가 음식으로 섭취하는 지방의 대부분은 포화지방산이나 불포화 지방이며, 콜레스테롤은 극히 일부에 불과하다. 인체 세포(주로 간세포)는 콜레스테롤을 합성할 수 있으며, 우리 몸이 필요로 하는 거의 대부분의 콜레스테롤은 음식물로 따로 섭취하지 않더라도 간에서 생합성된다. 둘째, 음식을 통해 흡수된 콜레스테롤은 세포 내에 흡수되어 혈중 콜레스테롤 양은 적절히 조절된다. 다시 말해 음식으로 섭취되는 콜레스테롤 양이 체내 필요량보다 부족하면 콜레스테롤은 생합성되고, 반대로 콜레스테롤이 과잉 섭취되면 이들이 세포 내로 흡수된다. 즉 혈중 LDL 콜레스테롤 양은 음식으로 콜레스테롤을 얼마나 섭취하는가보다는 몸속 콜레스테롤 합성과 혈중 LDL · HDL 콜레스테롤의 세포 내 흡수에 달려 있다.

프라밍햄 심장 연구와 심혈관 질환의 위험 인자

1948년 국가 심장 법안이 등장한 이후 심혈관 질환의 위험 인자를 알아보기 위한 역학조사가 시작되었다. 역학조사 대상은 보스턴 인근에 있는 매사추세츠주 소도시인 프라밍햄Framingham 주민이었다. 프라밍햄이 대상으로 선정된 데는 여러 가지 이유가 있다. 일단 심혈관 질환 관련 연구자가 다수 있는 하버드 의대 및 부속병원들과 그리 멀지 않고, 당시 2만 8,000명의 중산층 거주자가 살고 있었으며, 인구 이동이 적은 소도시라 1940년대의 전형적인 미국을 대표하는 곳으로 여겼기 때문이다.

프라밍햄 심장 연구Framingham Heart Study는 위험 인자risk factor라는 개념을 처음 도입한 연구로 유명하다. 심장질환의 위험 증가와 관련된다고 보는 다양한 변수, 즉 수축기 및 이완기 혈압, 혈중 콜레스테롤, 혈중 당 농도, 비만 정도, 흡연 등의 요인과 심혈관 질환 발생 빈도의 관계를 최초로 면밀히 살펴본 연구이기 때문이다. 특히 혈압이나 콜레스테롤 농도 등 여러 요인이 복합적으로 작용할 때의 영향 역시 살펴보았다.

최초 코호트는 28~62세에 이르는 5,209명의 남녀 거주자였고, 코호트 구성원들은 먼저 정밀 신체검사를 받고 생활양식에 대한 설문을 작성했다. 이후 2~6년 간격으로 의료기록과 건강 관련 지표를 검사받고 각종 지표와 심혈관 질환 발생 관련성도 알아보았다.

가장 뚜렷한 결과는 남녀 모두 혈중 콜레스테롤 농도가 높을수록 심장질환 발생 빈도가 높아진다는 것이다. 중년 남성 중에 콜레스테롤 농도가 정상보다 낮은(210mg/100ml 혈액) 집단은 1,000명당 심장질환 발생 빈도가 35.2건이었지만 높은 집단(245mg/100ml 이상)은 발생 빈도가 120.3건으로 3배 이상 증가했다. 그리고 고혈압과 콜레스테롤 농도가 동시에 높으면 발생 빈도가 153.8건으로 더욱 올라갔다. 이후 최초 코호트를 6년간 관찰 연구한 결과를 담은 1961년 출판물에서 고혈압, 콜레스테롤 농도, 고지혈증, 흡연, 좌심실 비대 등이 심혈관 질환의 위험 인자임이 명백히 밝혀졌다.

프라밍햄 심장 연구는 원래 계획한 20년의 추적 연구가 끝난 이후 원래 계획대로 종료할지 또는 유지할지를 두고 논란이 있었다. 이 연구를 주도한 연구진은 연방 정부의 지원 없이 연구를 유지하고자 민간 후원을 위한 캠페인을 시작했지만, 미국 국립보건원은 원래 계획대로 연구 종료를 결정했다. 다행히 1971년 당시 미국 대통령인 닉슨 행정부의 개입으로 프라밍햄 연구는 계속되었다.

이로써 1971년부터 최초 코호트의 자녀에 해당하는 5,124명에 대한 추적 조사가 시작되었다. 2002년부터는 원래 코호트의 3세대에 해당하는 추적 조사가 진행되고 있다. 1948년에 시작된 연구가 현재까지 진행되고 있는 것이다. 프라밍햄 심장 연구는 심혈관 질환의 위험 요소를 알아내기 위한 최초의 장기간 역학 연구로서 후속 연구에 큰 영향을 끼쳤다. 또한 7장에서 살펴보겠지만 혈압 조절이 심혈관 질환 및 뇌졸중 관리에 필수라는 확실한 근거를 제공했다.

HDL 콜레스테롤은 '착한' 콜레스테롤일까?

프라밍햄 심장 연구는 꾸준히 이어지며 1969~1971년 프라밍햄 코호트를 대상으로 혈중 HDL·LDL, 전체 콜레스테롤, 트리글리세라이드 등의 지질 농도 측정이 실시되었다. 그중 심장질환 발생과 가장 관련된 것은 HDL 콜레스테롤이었다. 총 1만 5,000명이 참여한 4종 연구의 메타 분석을 통해 혈중 HDL 콜레스테롤이 1mg/dl 증가하면 심혈관 질환 위험도가 약 2~3% 감소한다는 것이 밝혀졌다.

이처럼 1970년대 이후 프라밍햄 심장 연구를 통해 혈중 LDL 콜레스테롤이 높을수록 심장질환 발생 위험도가 커지고, 혈중 HDL 콜레스테롤이 높을수록 심장질환 발생 위험도가 낮아진다는 것이 새롭게 밝혀졌다.

그러나 혈중 HDL 콜레스테롤이 높으면 심장질환 발생 위험도가 낮아진다는 반비례 관계를 '높은 HDL 콜레스테롤은 심장질환을 낮추는 원인이다'라고 그대로 해석하기에는 무리가 있다. 심장질환 발생의 위험 인자로 현재까지 알려진 거의 모든 환경 변수와 HDL 콜레스테롤이 상관관계를 가지기 때문이다.

예를 들어 남성이 여성보다 심장질환이 대체로 더 많이 발생하는 편인데, 남성은 주로 HDL 콜레스테롤이 낮다. 한편 심장질환 발생의 강력한 위험 인자로 알려진 흡연은 HDL 콜레스테롤 수준을 낮추지만, 유산소 운동은 HDL 콜레스테롤 수준을 높인다. 또한 비만이나 당뇨 환자는 HDL 콜레스테롤 수준이 낮다. 이처럼 심장질환 발생을 높이는 대부분의 요인과 HDL 콜레스테롤이 항상 같이 움직이기 때문에, 다른 요인 때문에 HDL 콜레스테롤도 낮아지는지, 아니면 HDL 콜레스테롤이 낮아서 심장질환이 더 많이 발생하는지 확인하기 어렵다.

  4장에서 설명하겠지만, 약물 복용으로 LDL 콜레스테롤 수준을 낮추면 심장질환의 발생 및 관련 사망이 줄어들기 때문에, LDL 콜레스테롤과 심장질환 발생은 확실한 인과관계에 놓여 있다. 반면 HDL 콜레스테롤은 그러한 인과관계를 입증할 만한 확실한 데이터가 지금까지도 충분하지 않다. 실제로 혈중 HDL 콜레스테롤 농도를 높이는 몇몇 약물에 대한 임상시험이 실시되었지만,[3] 심혈관 질환의 위험성을 유의적으로 낮추지 못해서 혈중 HDL 콜레스테롤 농도가 낮은 것이 심장질환 발생 위험도를 정말 높이는지에 대한 의심은 오래 이어졌다.

  한마디로 말해서 LDL 콜레스테롤은 심혈관 질환의 확실한 위험 인자이자 죽상경화증의 원인인 '나쁜 콜레스테롤'로 불릴 만하지만, HDL 콜레스테롤은 그 자체만으로 죽상경화증을 낮추는 '착한 콜레스테롤'이라고 단언하기에는 여전히 불확실하다. HDL 콜레스테롤 수준 감소가 심혈관 질환의 발생을 직접적으로 증가시키는지, 아니면 단순히 심혈관 질환의 위험성이 증가함에 따라 HDL 콜레스테롤 수준이 줄어드는지는 아직 확실하지 않기 때문이다.

---

[3] 콜레스테롤 에스테르 전이 단백질 억제제(Cholesteryl ester transfer protein inhibitor), 니아신(niacin)

콜레스테롤은 우리 몸속에서 어떻게 만들어지는가?

제2차 세계대전 이후 콜레스테롤에 대한 관심이 높아지면서, 체내에서 어떻게 콜레스테롤이 만들어지는지도 관심사가 되었다. 1930년대에 콜레스테롤이 복잡한 탄소 구조로 이루어진 구조라는 것이 알려졌으나, 어떤 생화학 반응으로 체내에서 이렇듯 복잡한 물질이 형성되는지는 여전히 수수께끼였다. 일단 콜레스테롤을 구성하는 탄소의 시작 물질은 무엇일까?

1942년 콜레스테롤을 구성하고 있는 탄소가 아세트산(CH_3CO_2H)으로부터 나왔다는 것이 확인되었다. 콜롬비아 대학의 콘라트 블로흐 Konrad E. Bloch와 데이비드 리텐버그 David Rittenberg는 중수소(^2H)로 표지된 동위원소 아세트산을 쥐에게 먹였더니 콜레스테롤에 중수소는 들어가지만, 중수소가 포함된 프로피온산($CH_3CH_2CO_2H$), 부틸산($CH_3CH_2CH_2CO_2H$), 숙신산($(CH_2)_2(CO_2H)_2$) 등의 유기산을 먹여도 콜레스테롤에는 중수소가 들어가지 않음을 발견했다. 동위원소가 들어 있는 다른 지방산도 마찬가지였다. 결국 콜레스테롤이 동물 세포에서 만들어지는 출발점은 아세트산이라는 것이다.

콜레스테롤이 어떤 물질로부터 합성되는지 밝혀진 이후, 약 10여 년의 후속 연구를 통해 1950년대에 체내에서 아세트산으로부터 콜레스테롤이 만들어지는 과정이 모두 알려졌다. 간단하게 말하자면 아세트산이 중합되어 이소프레노이드 Isoprenoid 중간 물질을 거쳐 결국 스쿠알렌 Squalene이라는 물질이 된다(스쿠알렌은 상어의 간유, 올리브, 쌀겨, 맥아 등에 많이 포함된 물질이다). 이후 스쿠알렌이 고리화 반응을 일으키면서 스테로이드의 고유한 4개 고리 구조가 형성된다. 그리고 아세트산에서 콜레스테롤로 가는 여러 단계의 화학 반응을 촉진하는 효소들이 속속 발견되었다.

그렇다면 콜레스테롤의 합성 과정에서 가장 중요한 조절 단계는 무엇일까? 콜레스테롤뿐 아니라 체내에서 여러 가지 화학 물질을 합성할 때는 에너지와 자원이 많이 소요된다. 체내 콜레스테롤이 충분히 많을 때는 굳이 콜레스테롤 합성을 시작할 필요가 없다. 자동차 공장에 아직 팔리지 않은 자동차가 쌓여 있다면 굳이 생산 공정을 시작해 재고를 늘리지 않는 것과 같다. 이럴 때는 전체 공정을 멈추는 것을 넘어서 아예 생산 공정 첫 단계를 시작하지 않는 편이 낫다(중간 과정에 중단한다면 조립 중이던 미완성 자동차가 쌓일 것이다). 다시 말해 우리 체내에 콜레스테롤이 충분히 존재하면 콜레스테롤의 합성 자체에 제동이 걸린다.

다른 생체 물질과 마찬가지로 콜레스테롤도 합성이 시작되는 첫 번째 단계에서 합성 경로가 조절된다. 콜레스테롤이라면 HMG-CoA 환원효소 HMG-CoA reductase가 3-히드록시-3-메틸글루타릴-CoA HMG-CoA를 메발론산 Mevalonate으로 전환하는 단계다. 즉 HMG-CoA 환원효소를 조절하는 것이 전체 콜레스테롤 합성을 조절하는 시작점이 된다. 다시 말해 세포 내에 콜레스테롤이 얼마큼 존재하는지에 따라 HMG-CoA 환원효소의 활성 및 생합성이 조절되어 세포는 적절한 콜레스테롤 수준을 유지하게 된다.

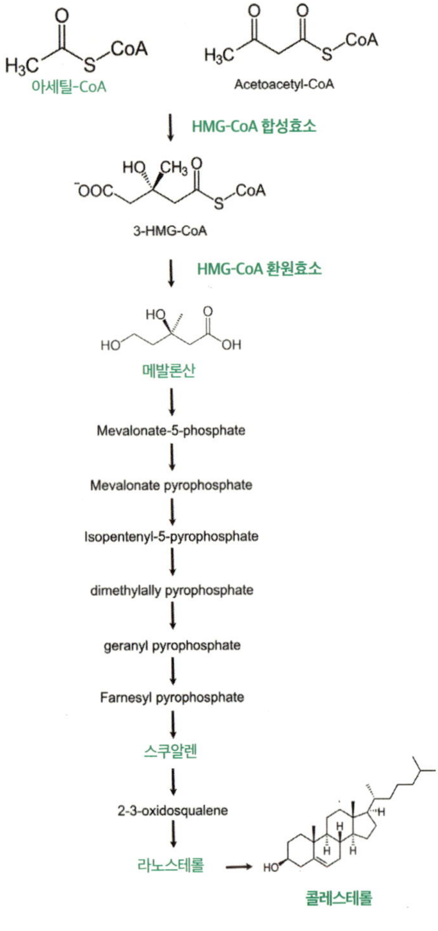

아세틸-CoA   Acetoacetyl-CoA

↓ HMG-CoA 합성효소

3-HMG-CoA

↓ HMG-CoA 환원효소

메발론산

↓

Mevalonate-5-phosphate

↓

Mevalonate pyrophosphate

↓

Isopentenyl-5-pyrophosphate

↓

dimethylally pyrophosphate

↓

geranyl pyrophosphate

↓

Farnesyl pyrophosphate

↓

스쿠알렌

↓

2-3-oxidosqualene

↓

라노스테롤 → 콜레스테롤

그림 2-3 콜레스테롤의 생합성 경로

체내에서 아세틸-CoA(Acetyl-CoA)를 시작 물질로 하여 중간체인 스쿠알렌과 라노스테롤(Lanosterol)을 거쳐서 콜레스테롤이 합성된다. 콜레스테롤 생합성 과정 중에 HMG-CoA 환원효소가 HMG-CoA를 메발론산으로 전환하는 단계가 콜레스테롤의 생합성 조절에서 가장 중요하다.

결국 체내에 콜레스테롤이 적절히 유지된다면 혈관에 콜레스테롤이 축적되어 죽상경화증이 일어나는 일도 줄어들 것이다. 바꿔 말해 혈관에 콜레스테롤이 축적되었다는 것은 체내 콜레스테롤 합성 및 조절 과정에 어떤 문제가 생겼다는 이야기다.

1950년대에 밝혀진 콜레스테롤 합성 경로는 이후 콜레스테롤 합성 조절을 통한 혈중 LDL 콜레스테롤 조절 약물의 개발에 중요한 기반이 되었다. 4장에서 설명할 콜레스테롤 조절 약물인 스타틴 Statin은 콜레스테롤 합성 경로에서 가장 중요한 조절 단계인 HMG-CoA 환원효소의 활성을 억제한다.

어쨌든 1960년대에 이르러 콜레스테롤 및 혈중 LDL 콜레스테롤 농도와 심혈관 질환의 상관관계, 그리고 콜레스테롤이 체내에서 생합성되는 과정 등 콜레스테롤에 대한 많은 정보가 알려지게 되었다. 그러나 죽상경화증의 직접적인 원인을 이해하고 이를 약물로 치료하려면 체내의 콜레스테롤 합성이 어떻게 조절되는지에 대한 지식이 좀 더 축적되어야 했다. 1970년대에 들어 이러한 연구가 본격적으로 진행되기 시작한다.

3

LDL 조절 기전

혈중 콜레스테롤 및 LDL 콜레스테롤 조절에 관한 연구는 1970년대에 급진전을 이룬다. 결정적인 계기는 유전적 이상으로 정상인보다 혈중 LDL 콜레스테롤 농도가 높은 환자에게서 LDL 콜레스테롤이 과도하게 축적되는 원인을 발견한 것이다. 즉 유전적 이상에 의해 LDL 콜레스테롤이 비정상으로 높은 환자가 정상인과 비교해 어떻게 다른지 알아보면서 LDL과 콜레스테롤의 조절 기전을 알아냈다.

사실 이러한 연구는 특이한 형질을 가진 돌연변이체(예를 들어 흰 눈을 가진 초파리)를 이용해 특정한 생명 현상을 연구하는 것과 근본적으로 차이가 없다. 다만 초파리 등의 모델 생물에 의한 연구에서는 보통 인위적으로 돌연변이가 생기도록 한 후, 특이한 형질을 가진 돌연변이체를 찾아서 이 돌연변이 형질의 원인이 되는 유전자를 연구한다. 하지만 인간 대상 연구에서는 유전 질환 형태로 발견되는 환자의 돌연변이를 연구하게 된다.

LDL 조절 기전의 열쇠가 된 유전성 과다콜레스테롤혈증 연구

2장에서 설명한 것처럼 유전적 이상으로 LDL 콜레스테롤이 과다 축적되는 유전성 과다콜레스테롤혈증은 1939년에 이미 보고되었지만, 이 환자들의 유전자에 어떤 이상이 있는지는 한동안 알려지지 않았다. 그러다 1964년 유전성 과다콜레스테롤혈증을 유발하는 유전 변이에 상대적으로 증상이 덜한 이형접합heterozygote과 심한 증상을 보이는 동형접합homozygote가 있다는 게 밝혀지면서 서서히 그 실체가 드러나기 시작했다.

유전성 과다콜레스테롤혈증은 단일 유전자에 이상이 생겨서 발생하는 질병이다. 다른 유전자와 마찬가지로 사람은 한 쌍의 염색체에 2개의 상동 유전자를 가지고 있다. 만약 유전자 2개 중 하나에만 결함이 있다면(이형접합), 출생할 때 정상인보다 혈중 LDL 콜레스테롤 농도가 2배 정도 높아진다. 이는 500명 중에 1명 정도 나타나는 비교적 빈도 높은 유전 변이다(60세 이전에 심근경색을 겪는 환자의 약 5%가 유전성 과다콜레스테롤혈증의 원인 유전자 중 하나에 돌연변이가 있는 이형집합이다).

그러나 한 쌍의 유전자에 모두 결함이 있는 동형접합은 100만 명 중 1명의 비율로 발견되는 매우 희귀한 변이다. 동형접합 유전성 과다콜레스테롤혈증 환자는 정상인보다 혈중 LDL 콜레스테롤 농도가 6배에서 10배까지 높아진다. 또한 나이가 들면서 죽상경화나 심근경색 비율이 증가하는 이형접합에 비해 어린 시절부터 죽상경화나 심근경색이 나타난다.

1964년 발견된 동형접합 유전성 과다콜레스테롤혈증 환자는 당시 3세인 존 데스포타 John Despota였다. 그가 가지고 있던 유전 변이는 LDL 콜레스테롤이 어떻게 세포 내로 흡수되고 이후 세포 내 콜레스테롤 합성을 조절하는지 규명하는 데 결정적인 역할을 했다.

조지프 골드슈타인과 마이클 브라운

이제 노벨 의학생리학상 수상자인 조지프 골드슈타인 Joseph Leonard Goldstein, 1940~과 마이클 브라운 Michael Brown, 1941~이 콜레스테롤 합성 조절을 연구한 과정을 살펴보도록 하자. 내과의사로 전공의 수련을 마치고 미국 국립보건원에서 포스트닥으로 효소 생화학 연구를 하던 조지프 골드슈타인과 마이클 브라운은 1972년 텍사스 대학교 사우스웨스턴 의과대학 UT Southwestern Medical School에 임용되면서 콜레스테롤 관련 연구를 시작했다.

두 사람은 기존에 실험동물로 진행되던 콜레스테롤 대사 연구를 인간 대상으로 수행하기를 원했다. 그 당시에도 동물 체내의 콜레스테롤 생합성은 간이나 소장에서 일어난다고 알려져 있었다. 그러나 사람의 간이나 소장을 이용한 콜레스테롤 연구, 특히 콜레스테롤 생합성에 관련된 효소 연구는 현실적으로 불가능했다. 콜레스테롤 관련 효소에 관해 연구하려면 콜레스테롤이 합성되는 조직에서 효소 활성을 측정해야 하는데, 실험동물이 아니라 인체 기관을 이용하면 연구 수행이 매우 어려워지기 때문이다.

두 사람은 당시 발견된 유전성 과다콜레스테롤혈증 환자, 특히 정상인보다 콜레스테롤이 훨씬 많이 축적되는 동형접합 유전성 과다콜레스테롤혈증 환자의 체내에서 콜레스테롤 생합성이 더 활발하리라 판단했다. 그래서 환자의 피부세포를 통해 콜레스테롤 생합성 효소에 있을지도 모르는 변화를 살펴보기로 했다. 유전성 과다콜레스테롤혈증 환자는 콜레스테롤 생합성 과정에서 콜레스테롤 생합성을 시작하고 조절하는 HMG-CoA 환원효소에 이상이 있어 정상인과 다를 것으로 두 사람은 생각했다.

이러한 가설을 입증하기 위해 두 사람은 먼저 정상인의 세포에서 HMG-CoA 환원효소가 혈중 LDL로 인해 어떻게 조절되는지 관찰했다. 정상인으로부터 채취한 피부세포를 LDL이 포함된 배지에서 배양하며 확인해 봤더니 HMG-CoA 환원효소의 활성은 거의 나타나지 않았다. 이는 곧 LDL 형태로 콜레스테롤이 세포 외부에 존재할 때는 세포가 콜레스테롤 생합성을 하지 않는다는 의미다.

그러나 배지에서 LDL을 제거하자 세포에서 HMG-CoA 환원효소 활성이 급격하게 올라갔고, 배지에 LDL을 다시 첨가하자 HMG-CoA 환원효소 활성은 다시 내려갔다. 다시 말해 정상 세포는 혈액에서 LDL을 제거하면 이를 감지해서 콜레스테롤 생합성의 핵심 단계인 HMG-CoA 환원효소가 점차 증가하며 콜레스테롤을 합성한다. 이로써 콜레스테롤이 세포 내에 있을 때는 혈중 LDL을 흡수하고, 세포 내 콜레스테롤 합성은 억제하는 조절 기전이 있음을 알게 되었다.

이후 동형접합 유전성 과다콜레스테롤혈증 환자에서 채취한 세포를 이용하여 동일한 실험을 수행했다. 그러자 이번에는 이전의 정상 세포와는 매우 다른 결과를 얻었다. 환자 세포는 배지에 LDL을 첨가하는 것과 관계없이 언제나 정상 세포보다 HMG-CoA 환원효소가 50~100배 이상 많았다. 즉 동형접합 유전성 과다콜레스테롤혈증 환자의 세포는 외부에 LDL이 있든 없든 항상 세포에서 콜레스테롤을 다량 합성한다는 결과였다.

어떻게 이러한 일이 생길까? 당시에 HMG-CoA 환원효소는 최종산물인 콜레스테롤이 있으면 활성이 억제되고, 이를 통해 과도한 콜레스테롤 합성을 막는다고 알려져 있었다. 따라서 두 사람은 동형접합 유전성 과다콜레스테롤혈증 환자의 HMG-CoA 환원효소 유전자에 이상이 있으며, 이 때문에 콜레스테롤이 존재해도 계속 활성 상태를 유지한다는 가설을 세웠다. 이 가설을 입증하기 위한 실험을 수행했더니 예상하지 못한 결과가 나왔다.

앞서 설명한 대로 콜레스테롤은 혈액에 녹지 않으니 세포는 지단백질인 LDL 형태로 흡수한다. 만약 LDL을 거치지 않고 콜레스테롤을 흡수하면 어떻게 될까? 두 사람은 콜레스테롤을 에탄올에 녹여 LDL을 거치지 않고 세포에 직접 흡수시킨 후 HMG-CoA 환원효소의 활성을 측정해 보았다. 만약 유전성 과다콜레스테롤혈증이 HMG-CoA 환원효소에 돌연변이가 생겨 콜레스테롤이 있어도 저해되지 않아 생기는 질병이라면 콜레스테롤이 세포 내에 어떤 방법으로 흡수되든 HMG-CoA 환원효소의 활성은 여전히 높아야 한다. 그러나 LDL을 거치지 않고 콜레스테롤을 세포 내에 흡수시켰더니 환자 유래 세포에서도 정상 세포처럼 HMG-CoA 환원효소의 활성이 감소했다.

즉 브라운과 골드슈타인의 가설과 달리 유전성 과다콜레스테롤혈증 환자의 HMG-CoA 환원효소 자체는 정상인과 아무런 차이가 없었다. 그 대신 LDL을 세포 내로 흡수하는 부분에 문제가 있었다. 유전성 과다콜레스테롤혈증 환자는 세포 내의 LDL 흡수에 이상이 있어서, LDL을 세포 내에서 분해하여 콜레스테롤을 흡수할 수 없다. 콜레스테롤을 흡수하지 못해 세포에 항상 콜레스테롤이 부족하니 HMG-CoA 환원효소가 계속 활성화된 것이다. 이것이 유전성 과다콜레스테롤혈증 환자의 세포에서 HMG-CoA 환원효소의 활성이 높게 유지되는 이유였다.

1977년 골드슈타인과 브라운은 유전성 과다콜레스테롤혈증 환자의 LDL 흡수 능력이 결여되어 있다는 점을 증명하고자 실험을 진행했다. 먼저 LDL에 방사능을 내는 동위원소(I^{125})를 결합하고, 동위원소에 결합된 LDL을 정상 세포와 유전성 과다콜레스테롤혈증 환자(앞에서 언급한 존 데스포라)에서 나온 세포에 처리하여, 세포 내에 LDL이 어떻게 흡수되는지 관찰했다(LDL에 동위원소를 표지하면 세포 현미경 사진을 감광하여 나오는 방사능을 측정하여 세포의 어느 위치에 LDL이 존재하는지 알 수 있다).

    실험 결과 정상 세포에서는 세포막에 특이적으로 LDL이 결합하여 흡수되지만, 환자 유래 세포에서는 LDL이 세포막에 퍼져 있을 뿐 세포 내로 흡수되지 못했다. 결국 유전성 과다콜레스테롤혈증의 원인이

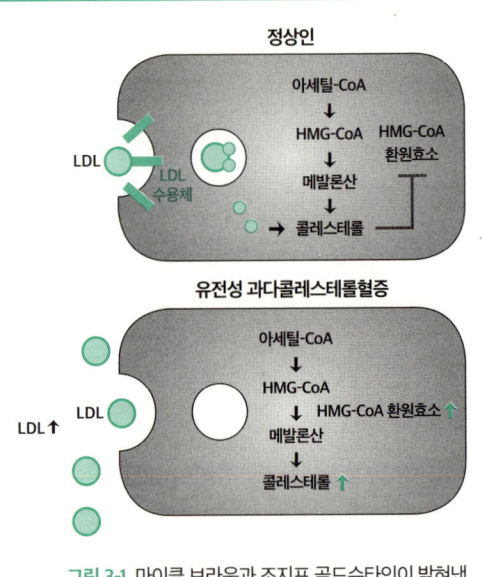

그림 3-1 마이클 브라운과 조지프 골드슈타인이 밝혀낸 정상 세포와 유전성 과다콜레스테롤혈증의 콜레스테롤 대사 차이

두 사람은 유전성 과다콜레스테롤혈증 환자의 피부세포를 대상으로 혈중 LDL 흡수가 세포 내 콜레스테롤 생합성과 직접적으로 관련 있다는 것을 규명했다.

된 유전자의 이상은 LDL을 세포로 흡수하는 LDL 수용체 LDL receptor 유전자에 있었다.

정리하자면 혈액 속에 떠다니는 LDL이 세포 표면의 LDL 수용체에 결합되어 세포 내부로 LDL이 흡수되고, 세포 내로 충분한 콜레스테롤이 흡수되면 더 이상 콜레스테롤 합성을 하지 않는다. 반면 유전성 과다콜레스테롤혈증 환자는 LDL 수용체에 이상이 있어서 세포 내로 LDL을 흡수하지 못하므로, 혈중 LDL이 계속 남아 있는 상태에서 세포 내 콜레스테롤 합성이 계속 일어나기 때문에 결과적으로 혈중 LDL 및 세포 유래의 콜레스테롤 합성이 모두 증가한다.

그렇다면 LDL을 세포 내로 들여오는 LDL 수용체의 실체가 알려진 과정을 살펴보자.

LDL 수용체란 무엇인가?

1982년 브라운과 골드슈타인은 LDL과 결합하는 단백질인 LDL 수용체를 분리하고, 이 수용체가 분자량이 164,000 정도인 막단백질임을 확인했다. 이렇게 분리된 단백질 정보를 이용해 1984년 LDL 수용체의 유전자를 발견하고, 이 단백질의 대략적인 구성을 알아냈다.

LDL 수용체의 세포 바깥쪽에는 LDL 입자와 결합하는 부분이 있으며(LA 도메인), 안쪽으로 갈수록 상피세포성장인자 epidermal growth factor 와 유사한 부분, 그리고 생체막을 가로지르는 부분이 있었다. 또한 세포질 영역에는 LDL 수용체가 세포 내에 흡수되도록 유도하는 부분이 있었다.

후속 연구가 이어지며 LDL 수용체에 의해 LDL 입자가 세포 내부로 어떻게 들어오는지 알게 되었다. 일단 세포막에 노출된 LDL 수용체의 LA 도메인에 LDL 입자가 결합한 다음, 세포 내 흡수를 통해 엔도솜으로 LDL 수용체가 들어온다. 그전까지 세포 표면은 pH 7 정도의 중성 조건으로 LDL 수용체와 LDL이 매우 강하게 결합되어 있다. 이후 엔도솜으로 LDL 수용체가 들어와서 pH 5 정도의 약산성이 되면, LDL 수용체의 구조가 변형되고 LDL이 수용체로부터 떨어져 나간다. LDL이 분해되면 LDL 내에 들어 있던 콜레스테롤은 세포막과 합쳐져 세포 내로 흡수된다.

그렇다면 LDL 수용체에 문제가 있는 유전성 과다콜레스테롤혈증 환자는 어떨까? 골드슈타인과 브라운의 연구 대상이었던 유전성 과다콜레스테롤혈증 환자의 경우, LDL 수용체 유전자 LDL-R 한 쌍 중 하나의 유전자에 돌연변이가 생겨서 LDL 수용체가 아예 만들어지지 않았다. 다른 유전자 하나에는 세포질 안에서 세포 내 흡수에 관여하는 부분에 돌연변이가 있었다.

또한 정상인에서는 타이로신인 807번 아미노산이 시스테인으로 바뀌어 있었고, 이 돌연변이를 정상인의 유전자에 넣었더니 LDL 수용체로 인해 LDL 입자의 세포 내 흡수가 지장을 받았다. 이후 다른 유전성 과다콜레스테롤혈증 환자들의 LDL 수용체 유전자를 분석하여 LDL 수용체 기능에 문제를 일으키는 돌연변이를 약 1,000종 이상 발견했다. 이러한 돌연변이체 분석을 통해 LDL 수용체가 어떻게 세포 내로 LDL을 끌어들여 콜레스테롤을 흡수하는지 알아냈다.

이렇게 브라운과 골드슈타인은 LDL 수용체에 의한 콜레스테롤 흡수가 세포 내에서 콜레스테롤 합성을 조절하는 데 중요한 역할을 한다는 것을 밝혀냈으며, 1985년 콜레스테롤 합성 조절 연구에 대한 공로로 노벨 생리의학상을 수상했다. 그러나 이것으로 LDL 수용체의 의문이 모두 풀린 것은 아니었다.

LDL 수용체의 생성 조절 기전

LDL 수용체로 인해 세포 내에 유입된 LDL은 콜레스테롤 생합성에 관여하는 단백질에 작용하여 콜레스테롤의 합성을 억제한다. 콜레스테롤이 이미 세포 내에 충분히 유입되면 LDL 수용체 생성 자체도 억제된다. 즉 세포 내에 콜레스테롤이 충분하다면 세포가 콜레스테롤을 추가로 흡수할 필요도 없고, 콜레스테롤을 LDL 형태로 흡수하는 LDL 수용체도 추가로 필요하지 않다. 따라서 LDL 수용체를 만드는 것 자체도 억제된다.

그렇다면 세포 내 LDL 수용체 생성은 어떻게 조절될까? LDL 수용체 역시 세포 내의 DNA에 유전 정보가 기록된 단백질 중 하나다. 따라서 LDL 수용체가 새로 만들어지려면 DNA 내에 기록된 LDL 수용체 유전자로부터 mRNA가 만들어지고, 그 mRNA로부터 LDL 수용체 단백질이 생성되어야 한다. 즉 세포 내에 존재하는 콜레스테롤 양에 대한 정보가 DNA까지 전달되어야 하는 것이다.

그런데 세포 내에서 콜레스테롤은 세포의 가장 바깥쪽인 세포막에 있고, LDL 수용체의 유전자 정보가 mRNA로부터 만들어지는 부분은 세포의 가장 안쪽인 세포핵이다. 세포막에 콜레스테롤이 얼마나 있는지는 세포핵에 어떻게 전달될까? 1993년 브라운과 골드슈타인은 세포막에 있는 콜레스테롤 양에 대한 정보를 세포핵으로 전달하여, 이에 따라 LDL 수용체 유전자를 활성화하는 단백질을 발견했다. 바로 SREBP-1Sterol regulatory element binding protein-1이라는 단백질이다.

이 단백질은 원래 소포체endoplasmic reticulum 막에 붙어 있는 단백질로, 생체막에 결합하는 부분과 세포핵에서 DNA 내 mRNA로의 전사를 촉진하는 부분으로 구성되어 있다. 세포 내에 콜레스테롤이 많이 존재할 때 SREBP-1은 소포체 막에 고정된 채 소포체에 남아 있고 LDL 수용체 유전자를 활성화하는 기능은 꺼진다.

그러나 세포 내에 콜레스테롤이 줄어들면 이 단백질은 원래 위치를 떠나 골지체golgi apparatus로 이동한다. 여기서 단백질 분해효소인 S1P/S2P와 만나 두 조각으로 잘린다. 이후 단백질 분해효소에 의해 분리된 SREBP-1의 DNA 전사 촉진 부위는 세포핵으로 이동하고, 세포핵으로 이동한 SREBP-1 일부는 LDL 수용체 유전자의 유전자 발현을 활성화하여 mRNA 생성을 촉진한다. 이렇게 하여 콜레스테롤이 부족할 때는 LDL 수용체가 더 많이 만들어지고, 세포 내로 LDL 형태의 콜레스테롤이 더욱 많이 흡수된다. 다시 말해 우리 몸속 세포는 세포 내의 콜레스테롤 양을 감지하여 콜레스테롤이 부족하면 LDL 수용체를 만드는 조절 기능으로 LDL 형태의 콜레스테롤을 더욱 많이 흡수하는 것이다.

이렇듯 1970년대부터 진행된 LDL 수용체 연구로 세포 내의 LDL 흡수 과정과 콜레스테롤 합성 과정이 매우 밀접하게 연관되어 있고 같이 조절된다는 것이 드러났다.

그리고 혈중 LDL 콜레스테롤과 전체 콜레스테롤 양이 심혈관 질환에 매우 중요한 위험 인자로 작용하지만, 음식 섭취로 얻는 콜레스테롤이 여기에 거의 영향을 미치지 못하는 이유도 밝혀졌다. 콜레스테롤의 합성과 흡수가 면밀히 연관되어 있기 때문이다. 즉 혈중 콜레스테롤은 간에서 합성되는 비율(70~80%)이 음식 섭취로 얻는 비율(20~30%)보다 훨씬 높으며, 음식 섭취에 의해 콜레스테롤 흡수가 늘어나도 간에서 콜레스테롤 합성을 억제해 전체 콜레스테롤 양을 조절할 수 있다. 따라서 혈중 LDL 콜레스테롤을 조절하려면 콜레스테롤 섭취보다는 간에서 콜레스테롤을 합성하는 과정이 중요하다.

그렇다면 콜레스테롤 합성을 약물로 조절하는 연구는 어떻게 시작되고 어떤 과정을 거쳐서 결실을 맺게 되었을까?

4

스타틴의 등장

    1960년대에 이르러 혈중 LDL 콜레스테롤이 죽상경화증의 주요 위험 인자라는 게 밝혀지자, 많은 사람이 어떻게 이를 낮추어 심장질환 사망률을 줄일지 방법을 강구하기 시작했다. 이러한 노력은 1980년대에 꽃을 피워 혈중 LDL 수준을 낮추는 약물인 스타틴^{Statin} 탄생으로 구체화되었다.

    스타틴의 탄생 과정에는 그때까지 콜레스테롤과 죽상경화증 연구의 변두리였던 일본에서 제약기업의 연구자로 일하던 어느 과학자의 역할이 매우 컸다. 그의 발자취를 따라가면서 스타틴이라는 약물이 세상에 등장하기까지의 우여곡절을 알아보자.

엔도 아키라의 아이디어

엔도 아키라遠藤 章, 1933~는 일본 도호쿠 지방의 아키타에서 태어나 도호쿠 대학 농학부에 입학했다. 그는 항생제 페니실린이 곰팡이에서 발견되었다는 사실을 알고 나서, 페니실린처럼 자연물에서 생리활성을 갖는 물질을 발견하는 데 관심을 갖게 되었다.

제2차 세계대전 중에 페니실린이 실용화된 이후 세계 각국의 대학과 산업계에서 미생물 유래 물질 중에 항생물질 등 유용한 생리활성을 보이는 물질을 찾는 연구가 활발히 진행되었다. 일본 역시 마찬가지였다. 엔도는 1957년 대학을 졸업하고 산쿄제약(현재의 다이이치-산쿄)에 입사하여 응용 미생물 연구부서에 배속되었다. 그가 회사에서 처음 수행한 프로젝트는 와인이나 사과주의 질을 저하하는 펙틴Pectin이라는 성분을 분해하는 효소를 미생물에서 찾는 것이었다. 그는 포도에서 나온 곰팡이에서 펙틴을 분해하는 효소를 분리하고, 그 특성을 연구했다. 성공적인 연구를 통해 그가 발견한 새로운 효소가 상업화되었다.

프로젝트를 성공적으로 완수한 공로로 엔도는 미국 연수라는 포상을 받았다. 이때 엔도는 콜레스테롤과 지질이 어떻게 생합성되는지 관심을 갖게 되었고, 1966~1968년까지 3년간 미국 뉴욕의 알베르트 아인슈타인 의과대학Albert Einstein College of Medicine에서 세균 세포막의 인지질 생합성을 주제로 연구를 수행했다.

엔도는 뉴욕에 머무를 때 미국의 비만 인구가 많다는 것을 실감했다. 서론에서 설명한 것처럼 1960년대 미국은 심장질환으로 인한 사망이 사망 원인 1위를 차지할 정도로 심각했다. 그는 급성 심혈관 질환 때문에 구급차로 응급실에 실려 가는 환자를 목격하면서 심혈관 질환의 심각성을 인식했다. 이후 자신의 주된 연구 기술을 통해 심혈관 질환을 해결하는 새로운 물질을 만들 수 있겠다고 생각했다. 그의 특기인 미생물을 통해 생리활성을 갖는 물질을 탐색하여 콜레스테롤 합성을 저해하는 물질을 찾는 것이었다.

미국 연수를 끝내고 회사에 복직한 엔도는 산쿄 연구소에서 자신이 원하는 연구 프로젝트를 수행하는 기회를 얻게 되었다. 그는 미국에서 얻은 아이디어를 기반으로 콜레스테롤 생합성을 저해하는 화합물을 곰팡이에서 찾을 수 있으리라 기대했다. 콜레스테롤은 세균의 생존에 필수적이기 때문에, 세균과 경쟁하는 곰팡이는 세균을 죽이기 위해 콜레스테롤 생합성을 저해하는 물질을 만들어 내리라고 예측한 것이다.

앞서 설명한 대로 콜레스테롤은 아세트산으로부터 시작하여 합성된다. 만약 방사능을 내는 동위원소가 들어 있는 아세트산을 쥐의 간 추출물에 처리하면 아세트산으로부터 콜레스테롤이 합성된다. 이후 콜레스테롤이 세포막에 들어가기 때문에, 세포막 성분에서 방사능을 측정하면 콜레스테롤이 얼마나 합성되었는지 간단히 정량화할 수 있다.

엔도의 아이디어대로 곰팡이 유래 추출물에 콜레스테롤 합성을 방해하는 물질이 들어 있다면, 콜레스테롤이 새로 합성되지 못하니 세포막의 방사능 수치가 떨어질 것이다. 콜레스테롤 합성을 방해하는 물질을 찾기 위해 엔도 연구팀은 수천 종류의 미생물 배양액을 쥐의 간 추출물과 동위원소로 표지된 아세트산이 들어 있는 반응액에 각각 첨가하고, 미생물 배양액마다 방사능 수치가 떨어지는지 측정하는 방식으로 활성을 확인했다.

엔도 연구팀은 약 3,800종의 곰팡이 유래 추출물의 콜레스테롤 합성 저해 활성을 측정했고, 이 중에서 콜레스테롤 합성 저해물질을 만드는 곰팡이를 하나 발견했다. 이 곰팡이가 생산하는 물질의 구조를 결정해 보니 기존에 알려진 물질인 시트리닌 Citrinin이었다. 이 물질은 콜레스테롤 합성의 주요 조절 단계인 HMG-CoA 환원효소를 저해했고, 실험동물에 투여하니 실제로 혈중 콜레스테롤 농도를 낮추는 능력이 있었다.

그러나 이 물질은 실험동물에서 매우 심한 간 독성을 나타내어 결국 약물 개발로 이어지지 못했다. 비록 약물 개발은 실패했지만 이 과정에서 연구진은 이러한 방법으로 곰팡이에서 콜레스테롤 생합성을 억제하는 물질을 찾을 수 있겠다는 희망을 얻었다. 연구진은 더욱 다양한 곰팡이 추출물을 이용하여 물질 탐색을 계속했다.

최초의 스타틴, 컴팩틴

시트리닌을 발견한 지 얼마 안 돼서 엔도 연구팀은 교토의 미곡상에서 얻은 쌀 곰팡이인 페니실륨 시트로늄 Pen-51 *Penicillium citrinum* Pen-51이라는 균주가 콜레스테롤 합성 억제 물질을 만든다는 것을 발견했지만, 생성되는 양이 매우 적었다. 그래서 연구에 필요한 양을 얻으려면 약 2,900리터의 곰팡이 배양액이 필요했으며, 생산 정제에만 약 1년 반 정도의 시간이 소요되었다.

충분한 양의 콜레스테롤 합성 억제 물질을 확보하고 나서 물질 구조를 결정해 보니 ML-236A, ML-236B, ML-236C로 명명된 3종의 물질이 나왔다. 이 물질들은 콜레스테롤 합성의 주요 조절 단계인 HMG-CoA 환원효소를 억제했고, 원래 기질인 HMG-CoA보다 효소에 더 강하게 결합하여 효소 활성을 방해했다. 그중 ML-236B가 콜레스테롤 저해 활성이 가장 높았으며, HMG-CoA 환원효소의 원래 기질인 HMG-CoA와 유사한 구조를 가지고 있었다. 이 결과는 1976년 일본에서 발행되는 항생물질 관련 저널인 《저널 오브 안티바이오틱스 Journal of antibiotics》를 통해 최초로 발표되었다.

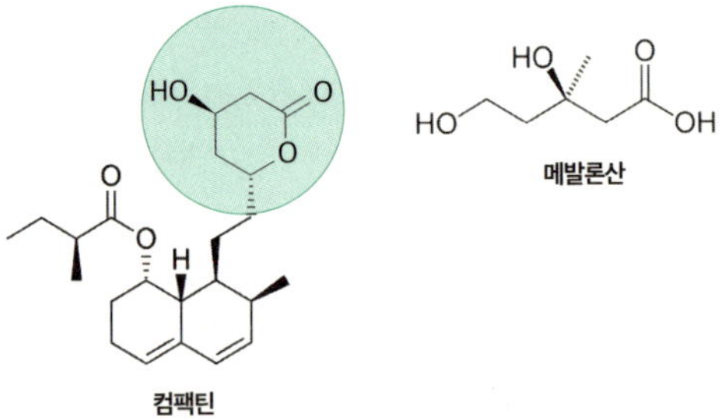

그림 4-1 컴팩틴과 메발론산의 화학 구조

엔도 아키라는 곰팡이 페니실륨에서 콜레스테롤 합성의 핵심 단계인 HMG-CoA 환원효소를 억제하는 ML-236B(컴팩틴)라는 물질을 분리했다.

그런데 엔도 연구팀이 발견한 물질의 구조를 결정해 보니 영국의 제약회사인 비첨Beecham 역시 이미 발견한 것이었다.[4] 비첨사는 임질균Neisseria gonorrhea에 대한 항균 물질을 찾는 과정에서 이 물질을 발견하여 컴팩틴Compactin이라는 이름을 붙였다. 컴팩틴의 화학 구조에는 HMG-CoA 환원효소의 기질인 HMG-CoA와 유사한 부분이 있으며, 이후 이 부분이 HMG-CoA 환원효소에 경쟁적으로 결합한다는 게 밝혀졌다. 그러나 컴팩틴은 임질균에 대해 기대한 만큼 높은 항균력을 내지 못해 비첨사는 더 이상 연구를 진행하지 않던 상태였다.

산쿄사의 엔도 연구팀이 HMG-CoA 환원효소를 억제하여 콜레스테롤 합성을 저해하는 물질을 찾았다는 소식은 LDL 수용체 연구를 수행하던 텍사스 대학의 브라운과 골드슈타인에게도 알려졌다. 두 사람은 엔도 연구팀과 협력 연구를 시작했고, 엔도 연구팀이 제공한 ML-236B를 세포에 처리하자 콜레스테롤 생합성과 세포 성장이 멈췄다. 이 상태에서 HMG-CoA 환원효소가 생성하는 산물인 메발론산을 처리하자 세포가 다시 자라기 시작했다. 즉 ML-236B는 메발론산을 형성하는 HMG-CoA 환원효소를 억제하여 콜레스테롤 합성을 성공적으로 저해하는 물질이 확실했다.

또한 ML-236B를 처리한 세포를 파괴하여 추출물을 만들고 HMG-CoA 환원효소의 활성을 측정해 보았더니 의외의 결과가 나타났다. ML-236B를 처리하지 않은 세포와 비교해 HMG-CoA 환원효소의

---

[4] 비첨은 현재 여러 번의 합병을 거쳐 GSK(GlaxoSmithKline)라는 이름의 회사가 되었다.

활성이 매우 높아진 것이다. 왜 HMG-CoA 환원효소의 저해물질을 처리했는데 HMG-CoA 환원효소의 활성이 높아졌을까?

세포 내에 ML-236B를 처리하면 HMG-CoA 환원효소는 세포 내에서 저해된다. 그러나 일단 세포가 파괴되면 시험관 상태에서는 저해물질인 ML-236B의 농도가 희석되고 효소의 저해가 풀린다. 이러한 상태에서 효소 활성이 높아졌다는 것은 ML-236B를 처리한 세포에서 HMG-CoA 환원효소의 양이 증가했다는 의미다. 즉 HMG-CoA 환원효소가 저해물질에 의해 저해되어 세포 내에서 콜레스테롤 합성을 하지 못할 때, 세포 내에 콜레스테롤을 더 합성하고자 HMG-CoA 환원효소 자체를 더 만드는 현상이 일어난다는 것이 발견되었다. 이러한 내용을 담은 엔도, 브라운, 골드슈타인의 논문은 1978년 출판되었다.

실험동물을 바꿔서 얻은 돌파구

산쿄사에서는 ML-236B(컴팩틴)를 분리한 후, 실험동물인 래트에 주사하여 혈중 콜레스테롤 농도가 줄어드는지 관찰했다. 그러나 기대와는 달리 래트에 ML-236B를 주사해도 혈중 콜레스테롤 농도는 전혀 변화가 없었다. 보통은 가장 간단한 실험동물인 설치류에서 효과가 나지 않으면, 다른 실험물질이나 사람에 사용해도 효과가 없으리라 보고 연구를 그만두는 일이 많다. 실제로 ML-236B와 동일한 물질을 분리한 비첨사에서도 같은 실험을 해봤지만 역시 혈중 콜레스테롤 농도가 줄어들지 않아 개발을 멈추었다.

그러나 산쿄사의 엔도 연구팀에서는 이러한 부정적인 결과에도 연구를 계속하며, 배양 세포에서는 콜레스테롤 합성을 강력히 저하시키는 물질이 래트의 혈중 콜레스테롤에는 왜 아무런 효과가 없는지 규명하고자 했다. 이들은 래트에 ML-236B를 처리하고 3~8시간 내에 혈중 콜레스테롤을 측정해서 콜레스테롤 수준이 바로 내려간다는 것을 관찰했다. 그러나 8시간이 지나자 래트의 간에서 HMG-CoA 환원효소 양이 증가하기 시작했다. 컴팩틴을 계속 투여하자 HMG-CoA 합성효소 양이 기존보다 8~10배 이상 증가하여 컴팩틴에 의한 효소의 저하 효과가 없어졌다.

나중에 밝혀진 사실이지만, ML-236B와 같은 스타틴 계열의 약물로 콜레스테롤 합성이 저하되면 체내에서 LDL 수용체를 많이 만들게 된다(세포 내 콜레스테롤 농도가 낮아져 외부에서 콜레스테롤을 더 많이 흡수해야 하므로). 이에 따라 혈중 LDL 콜레스테롤 농도가 떨어지는데, 래트는 혈중 콜레스테롤이 거의 HDL로 구성되어 있고, 혈중 LDL 자체가 애초에 매우 낮았다. 즉 래트는 인간의 콜레스테롤 대사 관련 연구에는 애당초 적합하지 않은 실험동물이었다.

산쿄 연구진은 혈중 콜레스테롤 농도가 래트보다 높은 다른 실험동물에서는 ML-236B에 의한 혈중 콜레스테롤 저해 효과를 확인할 수 있으리라 생각했다. 선택된 동물은 콜레스테롤 함량이 높은 알을 낳는 암탉이었다. 때마침 산쿄 연구소에는 다른 목적으로 암탉을 가지고 있었고, 엔도 연구팀에서는 이 암탉을 이용하여 ML-236B가 콜레스테롤 저하 효과를 보이는지 시험했다. ML-236B를 1개월 정도 투여하자 암탉의 혈액에서 콜레스테롤 농도가 대조군에 비해 절반으로 떨어졌다. 긍정적인 결과에 힘입어 다른 동물을 대상으로 시험이 시작되었고, 개와 원숭이 같은 대동물 포유류에도 ML-236B가 혈중 콜레스테롤 저하 효과를 보인다는 것을 확인했다. 과연 ML-236B는 사람에게도 효과가 있을까?

ML-236B 임상시험과 개발 중단

1978년 산쿄사는 오사카 대학 병원과 협력하여 인간 대상으로 ML-236B를 투여하는 연구를 시작했다. 최초 시험 대상은 유전성 과다콜레스테롤혈증 환자인 18세 여성이었다. 총 11명의 유전성 과다콜레스테롤혈증 환자가 매일 50~150mg의 ML-236B를 복용했고, 이들은 혈중 콜레스테롤 농도가 27% 감소했다.

인간에게도 콜레스테롤 감소 효과가 나온 것에 자극을 받은 산쿄사는 ML-236B 임상시험을 본격적으로 개시했다. 1978년 유전성 과다콜레스테롤혈증 환자를 대상으로 임상 1상을 진행했고, 다음 해에는 12개 병원에서 임상 2상을 진행했다. ML-236B의 콜레스테롤 감소 효과는 매우 명확했으며, 뚜렷한 부작용도 관찰되지 않았다.

그러나 잠재적인 독성 내지는 위험성을 보기 위해 수행한 동물 실험에서 문제가 생겼다. ML-236B를 고용량(체중에 따라 일일 100mg 또는

200mg)으로 2년간 투여받은 개의 몸에 종양이 발생한 것이다. 약물 복용이 종양을 발생시킬 수도 있다는 잠재적인 위험성 때문에 산쿄사는 1980년 ML-236B의 임상시험을 중단했고, 결국 재개되지 못했다.

사실 실험동물에 투여한 약물량은 인간에게 투여한 양의 100배 이상이었으며, 인간 대상 임상시험에서는 암 발생 보고가 전혀 없었다. 그러나 산쿄사는 암 발생 위험성을 지나치게 우려하여 ML-236B의 임상 시험을 중단했던 것이다. 결국 과다한 우려 때문에 산쿄사는 콜레스테롤 저해 물질 개발 연구를 선도적으로 수행하고도 최초의 스타틴을 출시하는 제약사가 되는 데 실패했다. 이후 ML-236B 개발의 주역인 엔도 아키라는 산쿄사를 퇴사하고 도쿄 농공대학으로 이직했다.

최초로 상용화된 스타틴, 로바스타틴

ML-236B가 혈중 콜레스테롤을 낮출 수 있다는 가능성이 발표되자 다른 제약사도 서둘러 미생물에서 유사한 물질을 찾으려고 시도했다. 1979년 미국의 머크 Merck & Co. 사는 아스퍼질러스 테러우스 *Aspergillus terreus* 라는 곰팡이에서 콜레스테롤 저해 활성을 가진 물질을 찾아냈다. 이후 ML-236B(컴팩틴)와 거의 동일한 구조를 가진 이 물질에 로바스타틴 Lovastatin 이라는 이름을 붙였다.

1980년 로바스타틴의 전임상 연구를 진행하던 머크사는 산쿄사의 동물 실험에서 암이 발생하여 ML-236B 개발이 중단되었다는 소문을

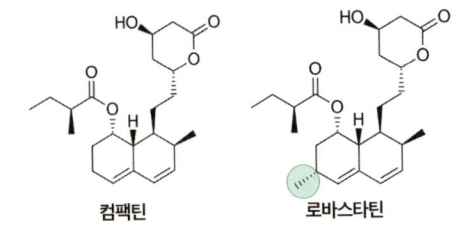

그림 4-2 컴팩틴과 로바스타틴의 화학 구조

컴팩틴과 로바스타틴의 차이는 극히 미세하며, 컴팩틴에 메틸기가 하나 추가되면 로바스타틴이 된다.

입수했다. 결국 ML-236B와 거의 동일한 구조를 가진 로바스타틴 개발도 중단되었다.

그 와중에 브라운과 골드슈타인은 제공받은 로바스타틴 약물을 이용하여 스타틴이 혈중 LDL 농도를 낮추는 원리를 밝혀내고자 했다. 로바스타틴을 투여받은 개는 간에서 LDL 수용체 양이 급격히 증가하고 혈중 LDL 콜레스테롤 농도는 감소했다.

로바스타틴과 같은 콜레스테롤 생합성 억제제가 세포에 작용하면, 세포는 콜레스테롤을 자체적으로 합성하지 못하면서 자연스럽게 외부에서 콜레스테롤을 더 많이 흡수하려고 한다. 이에 따라 세포 내에서 LDL 수용체를 더 많이 만들어 내도록 유도한다. LDL 수용체가 더 많이 형성될수록 혈중 LDL은 더욱 활발하게 세포 내로 흡수되며, 결과적으로 혈중 LDL 콜레스테롤은 감소한다.

1981년 일본 카나자와 대학의 마부치 히로시 馬渕 宏 연구팀은 7명의

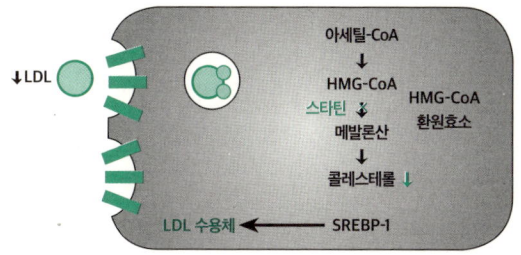

그림 4-3 스타틴에 의한 혈장 내 LDL 콜레스테롤의 감소 기전

HMG-CoA 환원효소의 억제제인 스타틴에 의해 세포 내 콜레스테롤 생성이 저해되면, 세포는 이를 감지하여 SREBP 신호 전달 경로에 따라 HMG-CoA 환원효소와 LDL 수용체의 발현을 증가시킨다. 세포 표면에 증가한 LDL 수용체에 따라 혈중 LDL 콜레스테롤이 더 많이 세포로 흡수되고, 혈중 LDL 콜레스테롤 농도는 낮아진다.

이형접합 유전성 과다콜레스테롤혈증 환자에게 컴팩틴을 투여하고 혈중 콜레스테롤, LDL, HDL을 조사했다. 약물을 투여하자 혈중 콜레스테롤과 LDL 콜레스테롤은 감소했으나 HDL 콜레스테롤 양은 그대로였다. 약물 투여를 중지하자 혈중 콜레스테롤과 LDL 콜레스테롤의 양이 원래대로 돌아왔다. 동물 실험에서 관찰한 대로 인간 환자에게 스타틴을 투여했을 때 LDL 콜레스테롤이 줄어든다는 사실을 확인한 것이다.

다른 연구자들도 비슷한 결과를 얻자, 머크사는 로바스타틴 개발을 재개했다. 1986년 머크사는 미국식품의약국 FDA에 로바스타틴 사용 승인을 신청했고, 1987년 로바스타틴은 유전성 과다콜레스테롤혈증 환자를 대상으로 혈중 LDL 콜레스테롤을 낮추는 목적으로 사용이 승인되었다. 이렇게 로바스타틴은 이후 블록버스터 신약이 되는 스타틴계 약물이자 오늘날 흔히 '고지혈증 약물'이라고 부르는 약물로 최초로 승인된다. 이렇게 특정 표적에 대해 처음으로 등장한 약물을 '퍼스트 인 클래스'First-in class 약물이라고 하며, 로바스타틴은 스타틴의 퍼스트 인 클래스가 되었다.

결과적으로 산쿄사는 스타틴 연구를 선도적으로 진행하고 이 약물을 시장에 가장 먼저 출시할 기회도 거의 잡았지만 스스로 그 기회를 걷어차 버렸다. 골드슈타인과 브라운은 1985년 LDL 수용체와 콜레스테롤 조절 기전을 규명한 공로로 노벨 생리의학상을 수상했으며, 엔도 아키라는 2008년 래스커상Lasker-Debakey Clinical Medical Research Award을 수상했다.

이렇게 스타틴은 유전적 이상에 의해 정상인보다 혈중 LDL 콜레스테롤 농도가 몇 배 높은 유전성 과다콜레스테롤혈증 환자를 대상으로 혈중 LDL 콜레스테롤 수치를 내릴 수 있다는 것을 보여 주었다. 그러나 스타틴이 오늘날처럼 많은 사람에게 널리 사용되려면 유전성 과다콜레스테롤혈증 환자가 아닌 일반 심혈관 질환 환자 또는 심혈관 질환 위험군의 혈중 LDL 콜레스테롤 농도를 낮추고, 궁극적으로 심혈관 질환 발생을 낮춘다는 증거가 필요했다. 과연 스타틴은 이러한 사람들의 심혈관 질환 발생 가능성도 줄여 주었을까?

스타틴은 어떻게 블록버스터 약물이 되었을까?

최초의 상업화된 스타틴인 로바스타틴이 1987년 FDA의 승인을 얻은 이후 여러 가지 스타틴이 출현했다. 스타틴 연구를 개척했으나 안전성에 대한 과도한 우려로 최초 타이틀을 놓친 산쿄는 브리스톨-마이어-스큅 Bristol-Myers-Squibb, BMS과 손잡고 프라바스타틴 Pravastatin이라는 이름의 스타틴을 개발했다. 이 스타틴은 이후 '프라바콜'Pravachol이라는 상품명으로 출시되었다.

한편 초기 스타틴 시장의 선두는 머크사가 로바스타틴 이후에 개발한 새로운 스타틴인 심바스타틴 Simvastatin이 차지했다. 심바스타틴은 로바스타틴보다 좀 더 나은 LDL 콜레스테롤 저하 활성을 나타냈으며 조코 Zocor라는 상품명으로 1992년 출시되었다.

스타틴이라는 종류의 의약품이 세계에서 가장 많이 팔리는 블록버스터 의약품이 되기까지는 몇몇 연구가 시발점이 되었다. 머크사에 의해 스칸디나비아에서 1990년대 초에 실시된 스칸디나비아 심바스타틴 생존 연구 Scandinavian Simvastatin Survival Study, 4S와 영국에서 수행된 서부 스코틀랜드 관상동맥 질환 예방 연구 The West of Scotland Coronary Prevention Study, WOSCOPS다.

스타틴에 대한 기존 연구는 주로 유전성 과다콜레스테롤혈증 환자를 대상으로 진행되었다. 유전성 과다콜레스테롤혈증은 유전 이상으로 발생하므로, 환자가 그리 많지 않으니 약물을 복용할 사람도 적었다. 그러나 심혈관 질환 위험군처럼 대상자가 많은 집단에서도 스타틴이 심혈관 질환의 위험도를 낮춘다는 게 입증된다면, 스타틴을 복용할 사람도 많아지고 약물의 시장 규모도 급격히 늘어난다.

물론 약물의 효과와 안전성을 입증하려면 대규모 인원을 대상으로 한 장기 추적 조사가 필수였다. 협심증 또는 심근경색 병력이 있으며 혈중 콜레스테롤 농도가 5.5~8.0mmol/L인 4,444명 환자를 대상으로 1987년 임상시험이 진행되었다. 환자 절반은 위약을, 나머지 절반은 심바스타틴을 투여받았고 5년간 추적 관찰이 이루어졌다.

임상시험 결과 심바스타틴을 복용한 집단은 대조군에 비해 혈중 콜레스테롤 농도는 25%, LDL 콜레스테롤 농도는 35% 낮아졌으며, 사망률도 30% 떨어졌다. 좀 더 알기 쉽게 표현하자면 6년 동안 100명의 환자가 심바스타틴을 복용했을 경우, 약을 먹지 않은 대조군에 비해 4명의 사망과 7명의 심장마비를 막을 수 있다. 스타틴이 심혈관 질환 발생 및 심혈관 질환 위험군의 사망률을 낮춘다는 결정적인 증거가 된 이 연구 결과는 1994년 영국의 세계적인 의학 학술지 《랜싯 Lancet》에 게재되었다.

1995년에는 영국 스코틀랜드에서 심근경색 병력은 없지만 혈중 콜레스테롤 농도가 높은 중년 남성 환자 6,000명을 대상으로 진행된 임상시험이 보고되었다. 매일 프라바스타틴을 투여하고 5년간 추적 관찰했더니 프라바스타틴 투여군은 대조군보다 LDL 콜레스테롤 농도는 26%, 심혈관 질환의 사망 위험률은 32% 감소했다. 또한 모든 종류의 사망에서는 사망 위험률이 22% 감소했다. 즉 아직 심근경색이 일어나지 않았지만 혈중 LDL 콜레스테롤이 높은 위험군에도 스타틴을 사용하면 심혈관 질환에 의한 사망을 예방할 수 있다는 사실을 증명한 셈이다.

4S 연구와 WOSCOPS 연구는 스타틴이 실제로 LDL 콜레스테롤 수준뿐 아니라 심혈관 질환에 의한 사망률도 낮춘다는 것을 입증했다. 또한 스타틴에 의한 심혈관 질환 감소는 1950년대에 높은 LDL 콜레스테롤이 심혈관 질환의 원인이라는 주장이 나온 이후 계속되던 논쟁, 즉 LDL 콜레스테롤이 죽상경화증과 심근경색의 위험 요인이 맞느냐에 대한 지루한 논쟁을 실질적으로 종식시켰다. 이는 혈중 LDL 콜레스테롤 농도가 실제로 죽상경화증의 원인임을 상관관계에서 인과관계로 정립한 계기가 되었다. 그리고 스타틴이 심근경색 병력이 없어도 심근경색 발생 위험성을 줄여 준다는 점을 보여 주며 스타틴의 복용 대상을 크게 늘리는 기회가 되었다.

세계에서 가장 잘 팔리는 약이 된 리피토

최초로 시장에 등장한 스타틴은 머크의 로바스타틴이었지만, 시장에서 블록버스터 의약품 위치에 처음 올라선 것은 머크의 심바스타틴(상품명 조코)과 BMS의 프라바스타틴(상품명 프라바콜)이었다. 그러다 뒤늦게 출시된 아토르바스타틴 Atorvastatin이 스타틴 시장에서 선두를 달리며 인류 역사상 가장 많이 팔린 약이 되었다. 리피토 Lipitor라는 상품명으로 출시된 이 약은 워너-램버트 Warner-Lambert가 개발하고 화이자 Pfizer가 판매했다. 후발 주자였던 아토르바스타틴은 어떻게 스타틴 시장의 왕좌를 차지했을까?

아토르바스타틴은 워너-램버트의 화학자였던 브루스 로스 Bruth Roth를 중심으로 개발되었다. 당시 시장에는 이미 로바스타틴, 심바스타틴, 프라바스타틴 등의 스타틴이 나와 있었다. 이 스타틴들은 곰팡이에서 발견된 천연물에서 유래된 것들이었다. 즉 산쿄에서 고용량의 스타틴이 개에게 암을 유발했다는 실험 결과 때문에, 혹시 곰팡이 유래의 스타틴을 장기 복용했을 때 암이 유발될지도 모른다는 의심이 완전히 해소되지 않은 상태였다.

따라서 워너-램버트는 HMG-CoA 환원효소의 활성을 그대로 가진 새로운 합성 화합물을 개발하는 데 중점을 두었다. 혹시라도 있을지 모르는 암 발생 위험을 완전히 없애면서, 좀 더 나은 저해 활성을 가진 화합물을 찾으려 한 것이다.

미생물 유래 스타틴의 화학 구조를 보면 위쪽에 메발로노락톤 mevalonolactone이 존재하고, 이는 HMG-CoA 환원효소의 기질인 HMG-CoA와 구조적으로 유사하다. 그러나 그 아래쪽에 존재하는 복잡한 헥사하이드로나프탈렌 hexahydronapthalene 구조가 활성에 기여하는지는 파악하기 어려웠다. 머크사는 연구를 통해 헥사하이드로나프탈렌을 좀 더 간단한 화학 구조로 바꿔도 미생물 유래 스타틴에 맞먹는 활성이 나온다는 것을 확인했다. 이후 워너-래버트 연구진은 피롤 pyrrole 기반의 템플리트를 이용해 고리 구조 화합물로 치환하여 HMG-CoA 환원효소 억제제를 찾고자 했다. 이는 궁극적으로 합성

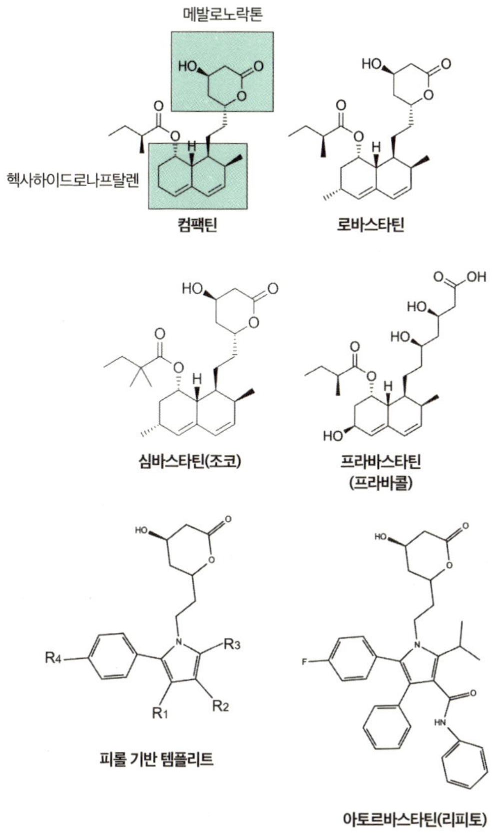

그림 4-4 컴팩틴 · 로바스타틴(위쪽), 심바스타틴 · 프라바스타틴(가운데), 피롤 기반 템플리트 · 아토르바스타틴(아래쪽)의 화학 구조

미생물 유래의 기존 스타틴인 컴팩틴, 로바스타틴, 심바스타틴, 프라바스타틴 모두 HMG-CoA 환원효소의 기질과 구조적으로 유사한 메발로노락톤이 존재하고, 아래쪽에 헥사하이드로나프탈렌 구조가 있다. 워너-램버트 연구진은 피롤 기반의 템플리트를 이용해 고유의 합성 스타틴을 개발하고자 했으며, 이후 합성 스타틴인 아토르바스타틴(리피토) 개발이 진행되었다.

스타틴인 아토르바스타틴(리피토)의 개발로 이어진다.

의약화학medicinal chemistry에서 약물을 개발할 때는 특정한 구조에서 여러 가지 변형을 주면서 다양한 화합물을 합성하고, 저해 활성이 가장 좋은 물질을 찾는다. 단순히 저해 활성이 좋다고 해서 최적의 약물이 되진 못한다. 저해 활성이 좋아도 독성 문제, 체내에서의 흡수 문제, 약물의 지속 시간 등 여러 가지 조건을 동시에 충족해야만 약물이 될 수 있다.

합성 스타틴을 개발하는 과정도 여러 가지 시행착오를 거쳤다. 피롤 기반의 화학물질 골격에 플루오르(F)와 이소프로필기($-CH(CH_3)_2$)를 치환한 초기 화합물은 그리 높은 활성을 가지지 못했다. 이후 여러 시도 끝에 피롤의 3, 4번 위치에 페닐기와 페닐카바모일기를 붙인 화합물로 기존 심바스타틴보다 저해 활성이 좋은 화합물이 탄생했다. 이 화합물에 아토르바스타틴이라는 이름이 붙었다.

1989년 전임상 연구로 개발된 화합물의 효과를 검증하고 인간 대상의 임상시험을 시작할 때 이미 시장에는 여러 종류의 스타틴이 판매되고 있었다. 그리고 스타틴의 사용 범위를 넓히는 계기가 된 4S, WOSCOPS 연구는 아직 결과가 나오지 않은 상태여서, 새로운 스타틴 개발이 회사에 이익이 될지는 불확실했다.

사실 의약품 개발 과정 중에 임상시험 단계가 돈이 가장 많이 든다. 많은 약물이 전임상 단계에서는 좋은 효과를 보이지만, 수익성이 불확실한 약물 중 상당수는 임상시험 단계에 들어가지 못한 채 프로젝트가 중지되기도 한다. 이러한 상황에서 후발 주자인 아토르바스타틴의 임상시험 개시를 결정하기는 쉽지 않았다.

그러나 전임상 동물 실험에서 천연물 유래의 스타틴에 비해 아토르바스타틴의 효과가 탁월하다는 결과가 속속 나왔고, 이러한 좋은 결과에 고무되어 자원자를 대상으로 임상 1상 시험이 시작되었다. 워너-램버트 직원 22명을 대상으로 한 임상 1상 시험에서 아토르바스타틴을 일일 80mg씩 투여받은 사람들의 혈중 LDL 콜레스테롤 농도는 대조군보다 무려 60% 감소했다. 이는 기존의 다른 스타틴보다 훨씬 높은 효과였다.

이러한 결과에 힘입어 추진된 후속 임상 개발 단계에서 아토르바스타틴의 효과가 재차 검증되었다. 그러나 이미 시장을 선점하고 있는 머크의 조코와 경쟁하려면 좀 더 강력한 자금력을 갖춘 제약회사와의 협력이 필요했다. 워너-램버트는 1996년 화이자와 아토르바스타틴을 공동판매하기로 합의했고, 1997년 FDA로부터 판매 허가를 받은 이후 아토르바스타틴은 리피토라는 이름으로 시판되기 시작했다.

그러나 단순히 화이자의 자금력만으로 조코의 아성을 무너뜨리기는 힘들었다. 화이자는 리피토가 조코보다 효과가 더 낫다는 것을 보여 주고자, 리피토와 다른 스타틴의 비교 임상시험을 기획했다. 이미 시장에 나와 있는 스타틴들과 아직 시판되지 않았던 리피토와의 비교 임상시험은 후발 주자로서 강점을 얻을 수 있는 기회였다. 화이자는 리피토가 다른 스타틴에 비해 혈중 LDL 콜레스테롤을 크게 낮춘다는 사실을 마케팅에 매우 잘 활용했다. 물론 LDL 콜레스테롤을 더 많이 낮춘다고 해서 심혈관 질환의 위험 수준 감소에 더 유리한지는 장시간의 추적 연구가 필요하므로 바로 검증되지는 않았다. 그러나 마케팅에서 리피토가 다른 약물보다 우수하리라는 기대를 불러일으키는 데는 충분했다.

그리하여 리피토는 1997년 출시된 이후 스타틴 시장을 빠르게 잠식하여 1998년에는 전체 스타틴 시장의 18%를 차지하고 업계 2위가 되었다. 이후 2000년에 1위로 역전하며, 2003년에는 미국 전체 의약품 시장에서 1위로 올라섰다. 워너-램버트는 2000년 화이자에 900억 달러라는 제약업계 사상 가장 큰 M&A를 통해 인수되었다.

리피토는 1997년부터 2012년 특허가 만료될 때까지 전 세계적으로 1,250억 달러(약 158조 원)의 매출을 기록하여 역사상 가장 많은 매출을 올린 약이 되었다. 한국에서도 리피토는 2020년 기준 1,855억 원어치가 처방되며 국내 처방의약품 중 가장 많은 처방액을 기록했다. 지난 10년간 2위 아래로 내려간 적 없을 정도로 리피토는 지금도 꾸준히 처방되는 베스트셀러 의약품이다.

아토르바스타틴과 여러 가지 스타틴의 복합체 구조

아토르바스타틴이 다른 스타틴과 비교해 어떻게 더 높은 저해 활성을 가지게 되었는지 약물-단백질 복합체 구조를 통해 살펴보도록 하자. 2002년 《사이언스 Science》지에 HMG-CoA 환원효소와 다양한 HMG-CoA 환원효소 억제제의 단백질 복합체 구조에 관한 논문이

실리면서 스타틴이 HMG-CoA 환원효소를 저해하는 기전이 분자 수준으로 밝혀졌다.

컴팩틴, 심바스타틴(조코), 아토르바스타틴(리피토), 로수바스타틴 Rosouvastatin에 이르기까지[5] HMG-CoA(HMG-CoA 환원효소가 결합하

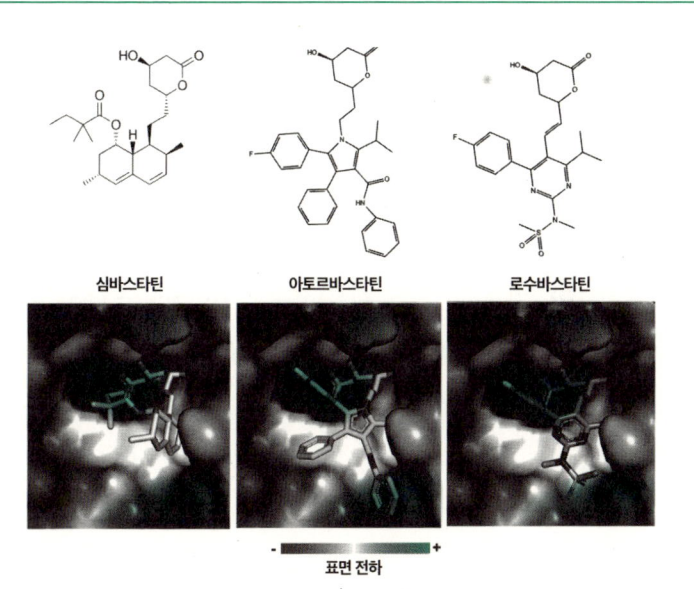

그림 4-5 여러 가지 스타틴의 HMG-CoA 환원효소 내 결합 구조(위쪽)와 단백질 표면의 전하(아래쪽)

아토르바스타틴은 약물 최적화 과정에서 추가된 페닐기와 페닐카바모일기가 단백질과 추가 결합을 형성하며 더 강한 결합력을 가진다. 단백질 표면의 전하는 회색(음성)에서 녹색(양성)으로 표시되었다.

[5] 로수바스타틴은 아스트라제네카에서 크레스토(Crestor)라는 상품명으로 팔리는 약이다.

여 반응하는 기질)와 유사한 부분인 메발로노락톤은 HMG-CoA 환원효소에서 강한 음성 전하를 띠며 정확히 동일한 방식으로 결합한다. 그러나 약물 개발 과정에서 아토르바스타틴의 피롤 고리에 추가된 페닐기와 페닐카바모일기가 HMG-CoA 환원효소와 추가 결합을 유도하고, 결과적으로 심바스타틴(Ki=11nM)에 비해서 좀 더 강한 저해 활성(Ki=8nM)을 가능케 한다. 아토르바스타틴에서 좀 더 개량된 로수바스타틴은 한층 더 강한 저해 활성(Ki=3.5nM)을 보인다.

이렇게 스타틴이 광범위하게 사용되기 시작하면서 그에 따라 심장질환에 의한 사망률이 줄어들었다. 실제로 인구 전체적으로 심장질환 사망률이 감소하기 시작한 시점과 스타틴 사용 시점이 어느 정도 일치한다. 물론 심장질환 사망률 감소에는 스타틴 사용 외에도 식생활 변화, 흡연율 감소, 고혈압 약물에 의한 조절, 혈전용해술 및 스텐트 시술 일반화 등 여러 가지 요인이 기여했다. 그러나 혈중 LDL 콜레스테롤이 심혈관 질환의 주요 위험 인자라는 것을 파악하고, 이를 스타틴과 같은 약물 요법으로 조절하게 된 것이 중요한 역할을 했다는 점은 부인할 수 없다.

또 여기서 스타틴, 특히 리피토가 '세계에서 제일 잘 팔리는 약'의 대열로 들어선 과정을 주목할 필요가 있다. 리피토는 10년 전에 특정 약물 시장을 선점한 '퍼스트 인 클래스' 약물이 존재함에도 불구하고, 특정 약물 표적에 효능이 가장 좋은 약물인 '베스트 인 클래스'가 된다면 후발 주자여도 시장을 지배하는 약물이 될 수 있음을 보여 주었다. 이 점에서 리피토가 제약산업계에 끼친 영향력은 상당하다고 하겠다.

그렇다면 스타틴의 약물 표적인 HMG-CoA 환원효소 이외에 LDL 콜레스테롤을 조절하는 새로운 약물의 표적이 되는 단백질은 없을까? 여기에 대해서는 다음 장에서 알아보도록 하자.

LDL 콜레스테롤 조절의 새로운 타깃

1990년대에 등장한 스타틴은 혈중 LDL 콜레스테롤의 조절과 심혈관 질환 발생 및 사망률 감소에 엄청난 영향을 미쳤고, 리피토 등의 스타틴 계열 약물은 의약품 역사상 가장 많이 팔린 의약품이 되었다. 그러나 이러한 영향력에도 불구하고 스타틴에는 몇 가지 한계가 있었다.

스타틴은 일반적으로 부작용이 매우 적은 약물에 속하지만, 눈에 띄는 2가지 부작용이 있었다. 바로 간 독성과 근육 독성이다. 스타틴은 활동성 간 질환이나 만성 간 질환 환자에게는 간 손상의 위험성 때문에 투여가 제한되고 있다. 또한 스타틴 복용의 가장 빈번한 부작용은 근육통을 포함한 근육병증이다(단순 근육통이 95% 이상이고, 근육염은 5%다). 그리고 LDL 콜레스테롤 수준이 매우 높은 유전성 과다콜레스테롤혈증 환자는 스타틴을 복용해도 LDL 콜레스테롤 수준이 충분히 조절되지 않을 수 있다.

결국 스타틴과는 다른 기전으로 혈중 LDL 콜레스테롤을 낮춘다면 스타틴의 한계를 극복할 수 있을 것이다. 이에 따라 많은 사람이 스타틴 외에 LDL 콜레스테롤을 낮출 수 있는 방법을 고민하기 시작했다. 그러다 21세기 초에 PCSK9라는 유전자가 LDL 콜레스테롤 조절에 핵심적인 역할을 한다는 것이 밝혀진다.

유전학 연구를 통해 알려진 PCSK9의 기능

PCSK9라는 단백질은 2003년 소포체에서 자기 자신을 분해하여 활성화된 후 세포 밖으로 분비되는 단백질 분해효소로 처음 발견되었다. 발견 당시에는 NARC-1(Neural apoptosis- regulated convertase 1)이라는 이름으로 불렸다. 연구를 통해 간 재생 및 신경세포 분화에 관여할지도 모른다는 결과를 얻었지만, 이 단백질이 실제로 우리 몸에서 어떤 일을 하는지는 전혀 알려지지 않은 상태였다.

PCSK9와 LDL 콜레스테롤의 관계는 앞에서 언급한 연구와는 전혀 상관없는 연구를 통해 처음 밝혀졌다. 이전에 LDL 수용체와 스타틴의 작동 기전은 유전성 과다콜레스테롤혈증 환자의 돌연변이 분석을 통해서 처음 알려졌다. 이때 발견된 유전성 과다콜레스테롤혈증 환자의 돌연변이는 LDL 수용체 유전자에 있었지만, LDL 수용체 유전자가 아닌 다른 유전자의 돌연변이로도 유전성 과다콜레스테롤혈증이 나타난다는 사실이 발견되기 시작했다. 1987년 아포지질단백질B^ApoB 라는 유전자에서 일어난 돌연변이 역시 유전성 과다콜레스테롤혈증의 원인으로 밝혀진다. 그렇다면 유전자 돌연변이로 과다콜레스테롤혈증을 유발하는 유전자는 또 없을까?

프랑스의 카트린 부알로^Catherine Boileau 연구팀은 유전성 과다콜레스테롤혈증 환자 가족을 대상으로 LDL 수용체와 ApoB 외의 유전성 과다콜레스테롤혈증 원인 유전자를 찾고 있었다. 그러다 1999년 제3의 유전성 과다콜레스테롤혈증 유전자가 인간 1번 염색체에 존재한다는 결과를 얻었다. 연구팀은 유전성 과다콜레스테롤혈증 환자의 두 가계를 추적하여 해당 유전자를 좁혀 나갔고, 2003년 기존에 밝혀진 NARC-1 유전자에 돌연변이가 있음을 확인했다. 이 유전자는 휴먼 게놈 프로젝트 이후에 PCSK9^Proprotein convertase subtilisin/kexin type 9라는 이름으로 새로 명명되었다. 두 가계에서 각각 발견된 돌연변이는 127번째 세린이 아르기닌으로 바뀐 것(S127R)과 216번째 페닐알라닌이 류신으로 바뀐 것(F216L)이었다. 그렇다면 PCSK9는 어떻게 혈중 LDL 콜레스테롤 조절에 관여할까?

PCSK9가 유전성 과다콜레스테롤혈증과 관련되어 있다는 사실이 밝혀지자 PCSK9의 기능을 알아보려는 연구가 다각도로 진행되었다. 2004년 아데노바이러스 벡터를 이용해 쥐에 PCSK9를 인위적으로 과발현시키자 혈중 콜레스테롤 농도는 2배 이상, LDL 콜레스테롤 농도는 5배 이상 높아졌다. 그렇다면 PCSK9가 어떻게 LDL 콜레스테롤 농도를 높일까? LDL 콜레스테롤에 직접적으로 관여하는 LDL 수용체에 어떤 변화가 있는지 조사해 봤더니 PCSK9를 인위적으로 과발현시킨 쥐에는 LDL 수용체 단백질이 완전히 없어져 있었다.

3장에서 설명했듯 LDL 수용체는 혈액 속에서 LDL 입자를 세포 내로 끌어들이고, LDL 수용체가 많을수록 LDL 콜레스테롤이 세포 내로 흡수되면서 혈중 LDL 콜레스테롤 농도가 낮아진다. 그러나 PCSK9가 많이 생성되어 LDL 수용체가 없어지면 혈중 LDL 콜레스테롤은 세포 내로 전혀 흡수되지 않아 LDL 콜레스테롤 농도가 높아진다.

그렇다면 PCSK9는 어떻게 LDL 수용체를 없앨까? 후속 연구에서 PCSK9의 구체적인 생화학적 역할이 밝혀졌다. 세포 밖으로 분리된 PCSK9는 LDL 수용체와 결합하여 LDL 수용체가 LDL과 결합하는 것을 막는다. PCSK9와 결합한 LDL 수용체는 세포 내로 흡수되고 리소좀에서 분해된다. 결국 PCSK9는 LDL 수용체 양을 줄이는 단백질이었던 것이다.

3장에서 설명한 대로 세포 내부에 콜레스테롤이 부족하면 LDL 수용체가 많이 만들어져 LDL이 더 많이 흡수된다. 그러나 콜레스테롤이 부족하지 않으면 늘어난 LDL 수용체 양을 줄여서 흡수되는 LDL 양을 조절하게 되는데, 이때 PCSK9가 LDL 수용체 양을 줄이는 역할을 하는 단백질이다. PCSK9는 주로 간세포에서 만들어진다.

PCSK9 단백질을 만들지 못하는 돌연변이

2005년 PCSK9가 혈중 콜레스테롤 수준을 낮추는 새로운 약물 표적이 확실하다는 결정적인 연구 결과가 나왔다. 미국 댈러스에 있는 텍사스 대학 사우스웨스턴 의료 센터 UT Southwestern Medical Center의 헬렌 홉스 Helen H. Hobbs 연구팀은 댈러스의 심혈관 질환 환자 코호트에서 혈중 LDL 콜레스테롤 농도가 낮은 사람을 대상으로 PCSK9 유전자의 DNA 서열을 조사해 어떤 돌연변이가 있는지 살펴보았다. 조사 결과 142번과 679번 아미노산의 코돈이 종결 코돈으로 바뀌는 돌연변이 때문에 PCSK9 단백질을 만들지 못하는 사람이 발견되었다.

이렇듯 PCSK9 유전자에 돌연변이가 있어 단백질을 전혀 만들지 못하는 사람은 코호트 평균보다도 혈중 LDL 콜레스테롤이 40% 이상 낮았으며, 건강에 아무런 이상이 나타나지 않았다. 즉 이 사람들은 PCSK9 유전자가 자연적으로 '낙아웃' knockout 된 상태임에도 건강하게 지냈다. 인간 유전학에서의 발견은 동물 실험에서도 그대로 재현되었다. 유전자 조작으로 PCSK9 유전자가 파괴된 마우스는 혈중 콜레스테롤 농도가 매우 낮고 LDL 수용체의 양은 높게 유지되었다.

앞서 살펴본 대로 스타틴 복용으로 세포 내 콜레스테롤 합성이 억제되면 LDL 수용체가 더 많이 생성된다. 그러나 스타틴 복용으로 LDL 수용체뿐 아니라 LDL 수용체를 분해하는 단백질인 PCSK9 역시 늘어난다. PCSK9는 스타틴으로 늘어난 LDL 수용체 양을 어느 정도 분해하여 상쇄하기도 한다. 그러나 PCSK9 유전자가 파괴된 마우스는 이것이 불가능하므로, 스타틴에 의한 혈중 콜레스테롤 조절에 좀 더 민감하게 반응한다.

그렇다면 최초로 발견된, 혈중 콜레스테롤을 높여 주는 PCSK9 돌연변이는 어떤 역할을 할까? 추후 연구를 통해 이 돌연변이는 PCSK9의 기능을 강화하는 기능 획득Gain of Function 돌연변이로서, LDL 수용체와 좀 더 잘 붙어서 LDL 수용체 분해를 촉진하고 혈중 LDL 콜레스테롤을 올려 주는 역할임이 밝혀졌다.

반면 PCSK9에 종결 코돈을 형성하여 PCSK9 단백질 생성을 막는 기능 상실 돌연변이loss of function mutation는 PCSK9의 LDL 수용체 분해 기능을 상실케 한다. 이로 인해 LDL 수용체의 양이 늘어나고, 결과적으로 PCSK9의 기능 상실 돌연변이를 가진 사람은 혈중 LDL 콜레스테롤이 일반인보다 낮게 유지된다.

PCSK9 유전자의 기능 상실 돌연변이가 최초로 발견된 심혈관 질환 코호트를 15년간 관찰 연구했더니 약 3,363명의 아프리카계 미국인 중 PCSK9 유전자에 기능 상실 돌연변이가 있는 사람은 2.6% 정도였다. 이들은 코호트 중 돌연변이가 없는 사람보다 LDL 콜레스테롤 수준은 28%, 심혈관 질환 사망률은 88% 낮았다. 그 외에 돌연변이가 있는 사람들은 LDL 콜레스테롤은 15%, 심혈관 질환 사망률은 47% 낮은 것으로 추산되었다.

한마디로 PCSK9 유전자에 존재하는 기능 상실 돌연변이는 자연적으로 존재하는 '인간 낙아웃'과 다름없다. 해당 유전자의 기능이 완전히 마비되면 LDL 콜레스테롤 수준과 심혈관 질환에 의한 사망률이 낮아지지만, 건강에는 별 영향을 미치지 않는다. 바꿔 말해 현대인에게는 PCSK9는 '없는 것이 나은' 유전자인 셈이다. 그렇다면 인간은 이러한 유전자를 애초에 왜 가지고 있을까?

　인류 역사를 통틀어 비교적 최근에 영양이 풍부해지면서 혈중 LDL 농도가 높아지고, 이것이 혈관에 쌓이면서 죽상경화증을 유발했다. 그전의 수렵 생활, 즉 고대 이전의 인류는 지금 현대인처럼 풍부한 영양을 섭취할 기회가 없었을 것이다. 이러한 상황에서 세포 내로 LDL을 흡수하는 LDL 수용체가 매우 정교하게 조절되어야 했을 수도 있다. 콜레스테롤은 체내 세포 생존에 필수적인 산물이고, 콜레스테롤 합성은 주로 간에서 일어난다. 콜레스테롤을 합성하지 않는 세포들은 LDL 형태로 콜레스테롤을 흡수하며 생존에 필요한 콜레스테롤을 얻는다.

　영양이 부족하여 혈중 LDL 콜레스테롤이 매우 낮은 상태에서 LDL이 일부 세포에서만 많이 흡수되면 몸 전체로 콜레스테롤이 잘 전달되지 않는다. 이로써 생명 유지에 필수적인 콜레스테롤이 부족해지면 건강이 위협받을 수 있다. 이를 막으려면 LDL 수용체가 세포에서 LDL을 너무 많이 흡수하지 않도록 LDL 수용체 양을 조절해야 했을 테고, 따라서 이때는 PCSK9가 생존에 필수적인 유전자로 작용했을 것이다. 그러나 음식 섭취로 얻는 영양이 풍부해지고 혈중 LDL 농도가 지나치게 높아진 현대에는 오히려 혈중 LDL을 최대한 많이 흡수해서 농도를 낮추는 것이 건강에 유리하다. 따라서 PCSK9는 현대의 인간에게는 생존에 굳이 필요치 않은 유전자, 아니 없는 편이 더 좋은 유전자가 되어 버렸다.

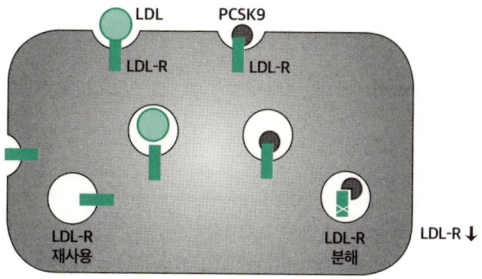

그림 5-1 PCSK9에 의한 LDL 수용체의 조절

PCSK9는 LDL 수용체(LDL-R)와 결합하여 LDL 수용체와 LDL의 결합을 막고 세포 내 흡수로 LDL 수용체의 분해를 유도하여 LDL 수용체의 양을 조절한다.

어쨌든 PCSK9는 인구 집단 내에서 자연적으로 발견되는 기능 상실 유전자가 신약의 훌륭한 표적으로 작용할 수 있다는 사실을 보여 준 좋은 예가 되었다. 이는 2000년대 이후 개인 유전체 정보를 비교적 손쉽게 얻게 되면서 맺은 직접적인 결실이다.

PCSK9의 활성을 억제하는 방법

스타틴은 HMG-CoA 환원효소에 결합하여 콜레스테롤 합성의 핵심 단계를 억제하는 소분자 물질이었다. 대부분의 효소에는 촉매 화학 반응에 참여하는 물질에 결합하는 활성 자리가 있다. 이 활성 자리는 작은 물질이 단백질에 결합하는 '홈' 같은 역할을 한다. 대부분의 소분자 약물은 이러한 '홈'에 결합하여 효소 기능을 저해함으로써 약물의 역할을 수행한다.

그러나 세포 외로 방출된 PCSK9는 효소로써 역할을 수행하지 않는다. PCSK9는 LDL 수용체와 결합하여 LDL의 결합은 물론, 세포 내에 LDL 수용체와 함께 흡수되어 LDL 수용체가 재사용되는 것을 방해하고 결국 분해되게 만든다. 즉 PCSK9는 효소 작용이 아니라 LDL 수용체와 결합한 후 단백질 상호작용을 통해서 작용하는 단백질이다.

단백질 간 결합은 소분자 약물과 효소의 결합보다 훨씬 더 넓은 표면에서의 상호작용이다. 이러한 단백질 상호작용을 억제하는 소분자 물질은 효소를 억제하는 소분자 물질보다 훨씬 더 찾기 어렵다. 따라서 PCSK9 기능을 억제하려면 HMG-CoA 환원효소의 기능을 억제하는 스타틴과는 다른 방식이 필요하다.

PCSK9는 세포 밖으로 방출된 이후 LDL 수용체와 결합하여 LDL과의 결합을 방해하는 방식으로 작용한다. PCSK9에 결합하는 항체 의약품을 이용하면 이러한 결합을 억제할 수 있다. 즉 PCSK9에 항체가 결합되면 PCSK9는 더 이상 LDL 수용체와 결합하여 LDL 수용체 분해를 유도하지 못한다.

이러한 아이디어를 기반으로 여러 제약회사가 PCSK9와 결합하는 항체 개발에 뛰어들었다. 이 중 선두주자는 리제네론 Regeneron과 사노피 Sanofi가 공동개발한 알리로쿠맙 Alirocumab과 암젠 Amgen의 에볼로쿠맙 Evolocumab이라는 인간 유래 항체였다.

2015년 《뉴잉글랜드 저널 오브 메디슨 New England Journal of Medicine,

NEJM》지에 알리로쿠맙과 에볼로쿠맙과 관련된 두 임상시험 논문이 발표되었다. 두 논문에는 기존에 스타틴으로 치료받았지만 혈중 LDL 콜레스테롤이 충분히 떨어지지 않고(85~100mg/dl 이상) 높게 유지되는 환자들에게 에볼로쿠맙이나 알리로쿠맙을 스타틴과 함께 투여한 결과가 보고되었다.

에볼로쿠맙과 스타틴을 동시에 투여받은 환자는 스타틴만 투여받은 환자보다 LDL 콜레스테롤이 61% 낮아졌고, 심혈관 질환 발생 위험도도 절반 이하로 떨어졌다. 알리로쿠맙 역시 비슷한 수준으로 LDL 콜레스테롤과 심혈관 질환 발생 위험도를 낮췄다. 이러한 임상시험 결

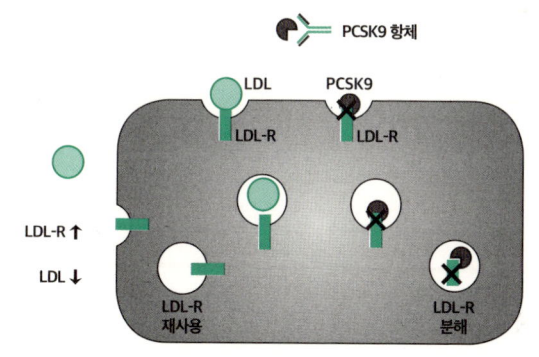

그림 5-2 PCSK9 항체에 의한 LDL 수용체 수준 유지

에볼로쿠맙과 같은 PCSK9 항체는 PCSK9와 LDL 수용체 유전자(LDL-R)의 결합 부위에 결합하여 PCSK9와 LDL 수용체의 결합을 막는다. PCSK9에 의한 LDL 수용체 분해가 억제되므로 LDL 수용체의 양은 올라가고, 혈중 LDL 농도는 더욱 줄어든다.

과를 근거로 2015년 알리로쿠맙과 에볼로쿠맙은 유전성 과다콜레스테롤혈증 환자나 스타틴으로도 LDL 콜레스테롤이 충분히 낮아지지 않는 죽상경화증 환자 대상으로 사용 허가를 받았다. 알리로쿠맙은 프랄런트Praluent, 에볼로쿠맙은 레파타Rephata라는 이름의 자가 주사가 가능한 펜 형식의 주사기로 출시되어 현재 사용되고 있다.

2017년 죽상경화증에 의한 심혈관 질환 환자 27,564명을 대상으로 추적 관찰 기간의 중앙값이 2.2년인 추적 연구 결과가 발표되었다. 이에 따르면 에볼로쿠맙과 스타틴을 같이 투여했을 때 스타틴만 투여했을 때보다 사망 위험도가 15~20% 감소했다. 이러한 임상시험 결과에 근거하여 2017년 FDA는 에볼루쿠맙을 심근경색, 뇌졸중 등의 예방 목적으로 처방하는 것을 허가했다. 이처럼 PCSK9 항체를 스타틴과 함께 투여했을 때의 추가 효과가 입증되었지만, PCSK9 항체가 스타틴처럼 널리 사용되려면 가장 큰 걸림돌인 비싼 가격을 해결해야 한다.

항체 의약품인 에볼로쿠맙이나 알리로쿠맙은 합성화합물인 경구 투여 약물에 비해 생산 개발 비용이 높아 약값이 매우 비쌀 수밖에 없다. 2015년 출시 당시 에볼로쿠맙이나 알리로쿠맙은 1년 투약 비용이 1만 4,100달러였다. 이를 PCSK9 항체의 사망 위험도 감소 효과와 같이 고려하면 에볼로쿠맙이나 알리로쿠맙 투약으로 수명을 1년 늘리려면 대략 35만 달러의 약값이 든다. 기존 항체 의약품은 주로 항암치료 등과 같이 단기간 치료에 사용되었지만, 죽상경화증을 예방하는 PCSK9 항체 등은 스타틴과 마찬가지로 평생 처방받아야 하므로 환자 입장에서 비용을 무시할 수 없다.

이러한 비판 때문에 2018년 에볼로쿠맙 개발사인 암젠은 에볼로쿠맙의 1년 투약비용을 5,850달러로 인하했다. 그러나 약물 투약으로 수명을 1년 늘리는 비용, 즉 질보정 기대여명 Quality Adjusted Life Year, QALY을 약 10만 달러로 끌어내리려면 투약비용이 4,536달러 정도로 더욱 내려가야 한다. PCSK9 항체가 고지혈증 치료에 널리 사용되기 위해서는 추가 가격 인하가 관건이 될 것이다.

RNAi와 ASO에 의한 PCSK9 억제

PCSK9의 활성을 억제하는 수단으로 PCSK9에 결합하는 항체가 이미 임상에서 사용되지만, PCSK9를 억제하는 다른 방법도 연구되고 있다. 그중 하나가 세포 내에 PCSK9 단백질이 아예 만들어지지 않게 막는 것이다. 이를 위해 시도되는 다른 방법이 RNA 간섭 RNA interference, RNAi 또는 안티센스 올리고뉴클레오타이드 Antisense oligonucleotide, ASO다. 둘 다 PCSK9의 mRNA를 분해하여 PCSK9 단백질을 줄이는 전략을 취한다.

2008년 한 연구에서 PCSK9를 표적으로 하는 siRNA를 이용해 모델 동물에서 PCSK9 유전자의 발현을 억제하자 PCSK9의 단백질 양을 줄일 수 있다는 결과가 발표되었다. 2017년 아닐람 파마슈티컬 Alnylam Pharmaceutical이 《뉴잉글랜드 저널 오브 메디슨》에 보고한 인간 대상 1상 시험에 따르면 300mg 이상의 siRNA를 투여받은 시험군에서 PCSK9 단백질 수준이 84일간 74% 이내로 떨어졌다. 또한 LDL 콜레스테롤 수준은 59.7% 이하로 감소하고, 약효는 1회 주사 후 180일간 유지되었다.

한편 안티센스 올리고뉴클레오타이드, 즉 ASO를 이용하여 PCSK9의 mRNA를 분해하고 PCSK9의 수준을 떨어뜨리는 전략도 시도되고 있다. ASO는 화학적 변형을 거쳐 투여 시에도 안정성을 유지하는 변형 뉴클레오타이드로, 유인원 실험에서 PCSK9 수준은 85%, LDL 콜레스테롤 수준은 50% 감소시키는 좋은 결과를 냈다. 그러나 산타리스 파마Santaris Pharma에서 진행한 인간 대상의 첫 번째 임상 1상 시험에서 시험 대상 환자 6명 중 4명이 신장 독성 부작용을 겪으면서 임상 1상 시험이 중단되었다.

즉 항체로 PCSK9 발현을 억제할 때는 세포 밖으로 이미 배출된 PCSK9에 결합하여 PCSK9의 기능을 억제한다면, RNAi 또는 ASO로 PCSK9 발현을 억제할 때는 세포 내에 새로 생성되는 PCSK9를 억제한다. 그중 일부는 지금 임상 단계이고, 또 다른 일부는 임상 1상 시험에서의 부작용 때문에 현재 중지되었다. 이러한 전략이 기존 항체에 의한 PCSK9 저해보다 얼마나 유효할지는 시간을 두고 지켜봐야 할 것이다.[6]

---

[6] PCSK9 유전자를 파괴하여 PCSK9 생성을 막는 전략은 6장에서 소개하겠다.

소분자 물질로 PCSK9를 억제할 수 있을까?

앞서 이야기한 대로 항체 또는 RNAi와 같이 새로운 약물접근방식 modality의 PCSK9 억제제는 생산 원가 때문에 가격이 높아질 수밖에 없다. 과다콜레스테롤혈증처럼 거의 평생 약물을 투여받아야 하는 경우, 약물의 생산 단가가 높다면 시장에서의 약물 경쟁력이 큰 타격을 입게 된다. 결국 경제성 관점에서 스타틴처럼 소분자 물질 기반의 콜레스테롤 억제제와 비슷한 수준이 되려면 소분자 물질에 의한 PCSK9 억제가 필요하다.

그러나 앞서 잠깐 언급했듯 단백질-단백질 상호작용을 저해하는 소분자 화합물 개발은 어려운 편이다. 근본적으로 PCSK9 활성을 저해하려면 PCSK9와 LDL 수용체의 결합을 억제해야 하는데, 단백질 간 상호작용은 넓은 표면적에서 일어나므로 소분자를 통해 효과적으로 억제하기 힘들다. 이러한 근본적인 난점에도 불구하고 소분자 물질이 가지는 약물 측면의 장점 때문에 많은 연구자가 PCSK9 활성을 억제하는 물질을 꾸준히 발굴하고 있다.

이러한 시도 중 하나는 2016년 화이자에서 발표한 한 논문에 잘 나와 있다. 화이자는 PCSK9가 LDL 수용체에 결합하려면 자체 단백질 분해효소 활성으로 절단된 이후 세포 바깥으로 분비되어야 한다고 보았다. 이에 착안하여 화이자는 세포 수준에서 PCSK9 분비를 억제하는 소분자 화합물을 표현형 스크리닝 phenotype screening을 통해 탐색했다. 화이자가 보유하고 있던 255만 개의 화합물 중 PCSK9의 분비 수준을 감소하는 물질이 발견되었고, 이를 최적화한 결과 PF-06446846 이라는 물질이 탄생했다.

특이하게도 이 물질의 작용 기전은 리보솜에 결합하여 PCSK9 mRNA 단백질로의 번역 translation을 억제하는 것임이 밝혀졌다. 특정 mRNA의 번역을 특이하게 억제하는 소분자 물질은 기존에 보고되지 않은 매우 새로운 작용 기전이었다. 또한 기존에 모든 단백질에 공통으로 적용된다고 여겨졌던 전사·번역 기전 역시 약물 표적으로 이용할 수 있음을 암시한다.

해당 후보 화합물은 래트에서 PCSK9와 LDL 콜레스테롤의 수준을 낮춘다는 사실이 확인되었으나 임상 개발로 이어질 수준의 효과는 아니었다. 또한 동물 실험 중 LDL 콜레스테롤을 낮추는 투여량에서는 혈액 관련 세포 수가 줄어드는 등 부작용이 발견되어 더 이상 개발이 이어지지 않았다. 이러한 결과는 특정 유전자의 단백질 번역 단계가 새로운 약물의 표적으로 이용될 수 있다는 희망과 함께, 이것이 실제 임상 개발로 이어지려면 여러 난점을 극복해야 한다는 현실을 동시에 보여 준다.

한편 PCSK9에 결합하여 PCSK9와 LDL 수용체의 상호작용을 방해하는 소분자 화합물들도 보고되고 있다. 오스트레일리아 소재의 바이오텍 기업인 나이라다 Nyrada는 2022년 PCSK9와 LDL 수용체의 결합을 방해하는 경구 투여 가능한 소분자 화합물인 NYX-PCSK9i가 고지혈증 모델 동물에서 LDL 수준을 효과적으로 낮추었다는 결과를 보고했다. 이외에도 PCSK9와 LDL 수용체의 단백질 상호작용을 억제하는 다른 종류의 화합물들이 보고되고 있다. 물론 전임상 단계에서 어느 정도 가능성을 보여 준 화합물이더라도 인간 대상의 임상에서 유효성과 안전성을 입증해야만 비로소 약물이 되며, 이는 쉽게 넘기 힘든 벽이다. 그러나 이러한 어려움에도 불구하고 PCSK9의 기능을 억제하는 소분자 화합물을 발굴하려는 노력은 계속되고 있다.

  2023년 3월 머크사는 경구 투여가 가능한 PCSK9 억제제 후보 물질인 MK-616의 임상 2상 시험 결과를 발표했다. 환형 펩타이드 형식의 저해물질인 MK-616은 투약을 개시한 지 8주 후에 혈중 LDL 수준을 최대 60%까지 감소시켰다. 이러한 결과에 기반하여 머크는 2023년 하반기에 임상 3상을 개시할 예정이다. 만약 MK-616의 효과와 안전성이 임상 3상에서 입증된다면, MK-616은 최초의 경구 투여 PCSK9 억제제가 될 수 있을지도 모른다.

6

유전체와 심혈관 질환

       2000년대 초 인간 게놈 프로젝트가 완료되며 인간 게놈을 구성하는 유전자가 모두 밝혀졌다. 이후 사람들의 관심은 이러한 유전자 정보를 이용해 인간 질병의 진단과 치료에 관련한 정보를 얻는 것으로 옮겨 갔다. 특히 심혈관 질환, 그리고 심혈관 질환의 주된 위험 인자인 과다콜레스테롤혈증, 고혈압 등에 관여하는 유전자가 주요 관심사였다.

       사실 인간 게놈 프로젝트가 진행된 근본적인 이유 역시 이러한 질병 관련 유전자를 더욱 손쉽게 발굴하기 위해서였다. 인간 유전체 지도가 없을 때는 어떤 질병에 연관된 유전자를 찾는 데 매우 큰 노력이 들었다. 가령 유전성 과다콜레스테롤혈증처럼 돌연변이로 발생하는 유전자를 발굴하려면 해당 질병을 가진 가계의 유전 정보를 수집하고, 가계 연관 분석을 통해 질병 관련 유전자와 함께 유전되는 인근의 유전 마커를 찾아 유전자 위치를 파악하고, 이 유전자의 위치에 따라 질병 관련 유전자를 찾는 수년간의 노력이 필요했다. 인체의 염기 레벨의 전체 서열이 확보된 이후, 이러한 수고를 상당수 덜게 되었다.

심혈관 질환에 대한 GWAS 연구

2000년대 초반 인간 게놈 프로젝트가 마무리되자 인터내셔널 햅맵 프로젝트International HapMap Project가 바로 진행되었다. 이 프로젝트는 모든 인간의 DNA가 약 99.5% 동일하며 약 0.05%의 차이에 따라 개별 인간의 유전적 차이가 결정된다는 점을 근간으로 한다.

구체적으로 살펴보자면 상당수 인간에서 비만, 당뇨, 심혈관 질환에 대한 취약성 같은 형질 차이가 나타나며, 이는 인구 중에 분포하는 유전 변이에서 높은 빈도로 나타나는 변이들의 조합으로 결정된다는 가설에 기반한다. 이를 위해 인구 중에서 빈번하게 나타나는 단일 염기 다형성single nucleotide polymorphism들을 발굴한 다음, 이를 마커로 이용해 질병 관련 유전자들을 찾으려는 시도를 GWASGenome Wide Association Study라고 한다.

인간 게놈 프로젝트 이전에 주로 진행되던 가계도 기반의 심혈관 질환 관련 유전자 연구들은 주로 하나의 유전자에서 발생한 돌연변이를 다룬다. 이러한 유전 변이는 돌연변이에 의한 표현형의 차이가 크고

멘델 유전법칙에 근거하여 유전하지만 인구 중에서 발견되는 빈도가 극히 낮다. 반면 심혈관 질환의 민감성에 관여하는 유전 변이는 한두 개가 아닌 수백, 수천 개에 달하지만 각각의 유전 변이가 질병 위험도에 미치는 기여도는 작다.

따라서 질병 위험도에 영향을 미치는 유전 변이를 발굴하려면 적어도 수만 명을 대상으로 게놈 전체의 유전자에 대해 질병군에서 유의하게 나타나는 변이체를 찾아야 했다. 이러한 방법이 곧 GWAS이다. 2007년 처음 약 1,000명(프라밍햄 심장 연구 코호트)을 대상으로 고지혈증 관련 표현형과 관련된 변이를 찾고자 시도했지만, 당시 통계적 검정력이 부족해서 제대로 찾지 못했다. 그러다 2009년 연구 대상을 약 2만 명으로 늘리고 나서야 비로소 심근경색과 관련된 유전 변이가 발굴되기 시작했다.

이 중에는 이전 연구에서 보고된 LDL 수용체나 PCSK9 등의 유전자 관련 변이와 함께, 기존에 관련성이 보고되지 않았던 유전자의 변이들이 나타나기 시작했다. GWAS 결과가 점점 더 많이 취합되고, 특히 대조군으로 사용할 수 있는 영국 바이오뱅크Biobank의 50만 명의 유전자형과 의료 데이터들이 취합되면서 통계적 검정력이 올라가 좀 더 많은 유전자가 심혈관 질환의 위험성과 관련되어 있다는 사실이 드러났다. 2020년 기준으로 약 150개의 유전자가 서로 다른 정도로 심혈관 질환의 위험성을 늘리는 데 관련된다고 알려졌다.

이렇게 발굴된 유전자들 중 일부는 기존 연구 덕분에 LDL 콜레스테롤, 트리글리세라이드 대사 관련, 혈관 성장, 염증 등과 같이 심혈관 질환과의 관련성을 어렵지 않게 추정할 수 있었다. 하지만 상당수 유전자들은 어떤 식으로 심혈관 질환과 관련되었는지 추정하기 어려웠다. 이러한 유전 변이는 심혈관 질환의 위험성과 단순한 상관관계가 있는 것인지, 아니면 인과관계가 있는지도 알아보기 쉽지 않다.

특히 개별 유전자의 변이는 큰 영향을 미치지 않지만, 여러 유전자와 상호작용하여 심혈관 질환의 위험성을 늘리는 유전자는 실제로 어떤 기전으로 심혈관 질환과 관련되어 있는지 실험적으로 입증하기 어렵다. 가령 GWAS 연구를 통해 심혈관 질환과 연관성 있는 변이가 집중되어 나타난 유전자좌 9q21.3의 유전자 중에서 죽상경화증이나 심근경색에 관련된 유전자를 10여 년간 찾으려 했지만 그다지 성공적이지 못했다. 어떤 유선자가 죽상경화증이나 심근경색에 관여한다는 실험적인 증거가 없다면, 심혈관 질환 환자들 사이에서 이러한 유전 변이가 통계적으로 유의미하게 많이 나온다고 하더라도 심혈관 질환의 새로운 치료법 개발에는 큰 보탬이 되지 않는다.

희귀 돌연변이 분석을 통한
심혈관 질환 표적 유전자 발굴

이렇듯 GWAS에 의해 발굴한 많은 사람이 가지고 있는 흔한 유전 변이를 이용해 심혈관 질환의 새로운 치료 표적을 찾는 것이 예상보다 진척되지 않자, 연구진은 유전성 과다콜레스테롤혈증 환자군 등 기존 심혈관 질환 표적 유전자들이 주로 발굴된 집단에 다시 관심을 기울이기 시작했다. 이러한 환자들에게 발굴되는 돌연변이는 인구 내에서 적게 발생하지만 개별 돌연변이가 표현형에 미치는 영향이 높고 약물 표적으로 좀 더 수월하게 적용될 수 있기 때문이다.

앞서 말했듯이 이전에는 유전자 발굴에 가계도 분석이나 유전자 연관 분석 같은 큰 수고를 들여야 했지만, 유전체 기술 발전으로 이러한 희귀 돌연변이의 발견도 좀 더 용이해졌다. 자세히 설명하자면 대상자 유전체의 모든 코딩 영역, 즉 엑솜exome을 시퀀싱하여 단백질 기능을 망가뜨리는 돌연변이를 발굴할 수 있다. 이러한 방법으로 찾은 희귀 돌연변이 연구를 통해 심혈관 질환의 표적 유전자인 ANGPTL3 Angiopoietin-like protein 3가 발견되었다.

ANGPTL3는 트리글리세라이드가 함유된 지단백질을 분해하여 지방 분해를 촉진하는 단백질인 지단백질 리페이즈 Lipoprotein lipase, LPL를 저해하는 단백질이다. ANGPTL3의 기능은 이전에 생쥐를 이용한 연구에서도 이미 입증되었지만, 이와 독립적으로 인간 대상의 유전학 연구를 통해 약물 표적으로 입증되었다는 점에서 매우 중요한 의미를 가진다. 그전까지 생쥐 등의 모델 생물의 결과를 기반으로 수많은 약물이 개발되었지만, 정작 인간 대상으로는 효과가 없었던 다수 사례를 생각해 보면 인간 유전학 연구를 통해 도출된 약물 표적은 좀 더 신빙성이 있다.

1만 3,102명의 심혈관 환자와 4만 430명의 대조군의 엑솜 시퀀싱을 통해 ANGPTL3 유전자에서 13종의 기능 상실 유전자가 발굴되었다. ANGPTL3의 기능 상실 유전자를 가지고 있는 사람은 그렇지 않은 사람보다 혈중 트리글리세라이드 수준이 27%, LDL 콜레스테롤은 9%, HDL 콜레스테롤은 4% 낮았다. ANGPTL3 유전자는 이전의 GWAS 연구에서도 심혈관 질환 위험도와 관련이 있었다. 서로 다른 유전체 연구 방법론들을 통해 도출된 후보 유전자인 ANGPTL3는 좀 더 믿을 만한 약물 표적이 될 가능성이 높다.

이 연구를 지원했던 제약회사 리제네론은 ANGPTL3 단백질에 결합하여 기능을 억제하는 항체인 에비나쿠맙Evinacumab을 개발하여 트리글리세라이드나 LDL 콜레스테롤이 정상치보다 높은 자원자에게 투여해 보았다. 에비나쿠맙을 투여받은 사람들은 혈중 트리글리세라이드 수준은 76%, LDL 콜레스테롤은 23.2%, HDL 콜레스테롤은 18.4% 감소했다. 이로써 ANGPTL3 저해가 실질적으로 혈중 지질 농도를 낮춘다는 것이 확인되었다.

이러한 초기 임상 연구 결과에 힘입어 리제네론은 2021년 동형접합 유전성 과다콜레스테롤혈증 환자, 즉 LDL 수용체 유전자 2개에 모두 돌연변이가 있어 혈중 콜레스테롤 농도가 매우 높은 환자를 대상으로 에비나쿠맙 사용을 승인받았으며, 에브키자Evkeeza라는 상품명으로 출시했다. 에비나쿠맙 개발은 유전체학 연구의 성과물이 어떤 식으로 실제 의약품 개발로 이어지는지 보여 주는 좋은 예다.

유전자 정보로 심혈관 질환의 위험성을 예측할 수 있을까?

GWAS 연구로 밝혀진 심혈관 질환과 연관성 있는 유전자 정보라도 심혈관 질환 치료 약물을 새로 개발하는 데 쓰이기에는 부족하다. 하지만 이러한 정보를 개인의 심혈관 질환 위험도를 예측하는 데는 유용하게 사용할 수 있다. 특히 심혈관 질환과 같이 한두 개 유전자가 아닌 160개 이상 유전자의 유전자형으로 위험도가 달라지는 질환이라면 유전체 수준의 데이터(마이크로어레이 또는 유전체 서열 정보)가 있어야 위험도를 제대로 평가할 수 있다.

GWAS를 통해 각 유전자위의 심혈관 질환에 대한 기여도를 알게 되면, 특정인의 대립유전자를 이용해 심혈관 질환에 대한 유전적 위험성이 평균보다 얼마나 높은지 알 수 있다. 개개인의 유전체 정보로 계산되는 특정 질병에 대한 위험 점수를 '다유전자 위험 점수'Polygenic Risk Score, PRS라고 한다.

그렇다면 심혈관 질환에 대한 PRS(CAD-PRS)는 얼마나 정확히 위험성을 예측할 수 있을까? 미국의 한 연구에 따르면 심혈관 질환 PRS에서 가장 높은 점수(위험률이 가장 높은)를 받은 상위 20%는 나머지 80%에 비해 심혈관 질환 발생 위험률이 2배가량 높았다. 영국 바이오뱅크에 등록된 50만 명 대상의 분석에서는 PRS 상위 20%가 나머지 80%보다 위험률이 2.5배 정도 올라갔다.

PRS는 심혈관 질환의 위험 평가에 널리 사용되고 있던 프라밍햄 위험 점수Framingham Risk Score와 함께 심혈관 질환 발생 위험률을 평가하는 데 쓰일 수 있다. 기존의 프라밍햄 위험 점수는 연령, 전체 콜레스테롤, 흡연 여부, HDL 콜레스테롤, 혈압 등의 요소를 이용해 점수를 매겨서 10년 내에 심혈관 질환이 발생할 위험도를 계산한다. 여기에 개인의 유전적 요소를 반영하는 PRS를 추가로 고려하면 스타틴 등의 치료를 시작할지 판단할 수 있다.

그러나 PRS를 절대적인 기준으로 생각해서는 곤란하다. 그동안의 유전학 연구에 따르면 심혈관 질환 발생에 유전적 요소가 영향을 미치는 정도인 유전율heritability은 약 40%다. 현재까지 밝혀진 유전적 요소로 설명할 수 있는 심혈관 질환의 위험도는 이 중에서도 일부에 불과하며, 유전적 요소보다 환경적 요소가 미치는 영향이 더 크다. 따라서 현재까지 PRS를 통한 개인의 심혈관 질환 위험도 예측은 그다지 정밀하지 않다.

어쨌든 심혈관 질환의 유전적 위험도를 부분적이나마 예측할 수 있다는 점은 심혈관 질환 관리에 분명 보탬이 될 것이다. 유전 진단과 PRS를 통해 심혈관 질환 고위험군으로 평가된 사람이라면 더욱 빠르게 고지혈증 약물을 처방받고 생활 습관을 개선하려 할 것이기 때문이다. 적어도 심혈관 질환의 경우에는 약물과 생활 습관 개선으로 유전자의 영향을 극복할 수 있는 세상이 되어 가고 있다.

유전자 편집을 통한 심혈관 질환 치료

앞서 알아보았듯 심혈관 질환에 영향을 미치는 상당수 유전자는 하나의 유전자만으로는 큰 효과가 없다. 여러 유전자가 기여하면서 조금씩 쌓인 총합이 심혈관 질환의 전체 위험도에 영향을 미친다. 따라서 심혈관 질환에 관계한다고 밝혀진 유전자 중에서 약물 표적으로 바로 적용될 수 있는 것은 드물다.

그러나 단일 유전자 돌연변이로 심혈관 질환 위험도에 큰 영향을 끼친다고 판명된 몇몇 유전자는 상황이 다르다. 3장에서 알아본 것처럼 LDL 수용체 유전자인 LDL-R 유전자에서 돌연변이가 일어나 LDL 흡수가 저해되면 혈중 LDL 콜레스테롤 농도가 높아지는 유전성 과다콜레스테롤혈증이 발생한다. 반대로 LDL 수용체 기능을 조절하는 PCSK9 유전자에 돌연변이가 일어나 PCSK9 단백질이 만들어지지 않으면 혈중 LDL 콜레스테롤이 낮아진다. 그리고 ANGPTL3 유전자에 기능 상실 돌연변이가 생기면 혈중 트리글리세라이드 농도가 낮아진다. 이러한 유전자에 변화가 일어나면 심혈관 질환 위험도에 큰 영향을 준다.

만약 돌연변이가 생겨서 유전자 산물이 제대로 만들어지지 않거나 아예 유전자 자체를 파괴하여 심혈관 질환 위험도를 낮추는 유전자라면 어떨까? 우리 몸속에 있는 약 30조 개의 세포 속 유전자를 모두 수정할 수는 없을 것이다. 하지만 콜레스테롤 및 지질 대사가 일어나는 간세포에서 PCSK9나 ANGPTL3 같은 유전자가 파괴되어 혈중 콜레스테롤이나 트리글리세라이드가 감소하고 심혈관 질환 위험도가 낮아진다면 그것으로 충분하다. 그렇다면 어떻게 간세포 내 유전자를 특이적으로 수정할 수 있을까?

2000년대 이전만 해도 이것은 쉽게 가능하지 않는 공상과학소설 같은 이야기로 치부되었다. 물론 고등생물의 특정 유전자를 수정하는 방법이 없지는 않았다. 그러나 이는 고등생물의 세포가 하나만 존재하는 발생 극초기인 수정란 시기, 즉 정자와 난자가 만났을 때만 가능했다. 한마디로 개체 발생이 일어나기 전에만 가능하며, 이미 성장을 마친 생물에는 사용할 수 없다. 게다가 동물과 달리 인간은 인간 유전체 전체를 영구적으로 뜯어고치는 것이 윤리 범주를 벗어나는 탓에 시도할 엄두도 아직 내지 못하고 있다. 우리 몸속 세포가 모두 바뀌고, 자식을 낳으면 그대로 이어지는 비가역적인 유전자 수정을 과연 시도할 수 있을까?

반면 체내 일부 세포의 유전자만 일시적으로 수정하는 것은 인간 유전체 전체를 영구적으로 뜯어고치는 것보다 윤리적인 장벽이 낮다. 예를 들어 간세포의 유전자만 수정한다면 이러한 유전자 변형이 생식세포를 통해 후세에 이어지지 않는다. 또한 유전자 변형을 겪은 간세포가 수명이 다하면 새로 분화되는 간세포에서 이런 수정은 지워진다. 한마디로 일시적이고 부분적인 유전자 수정이다.

그렇다면 어떤 방법으로 간세포 내 유전자를 뜯어고칠 수 있을까? 여기서 크리스퍼CRISPR 유전자 가위에 기반한 염기 에디터Base Editor가 등장한다.

일단 제니퍼 다우드나Jennifer A. Doudna, 에마뉘엘 샤르팡티에Emmanuelle Charpentier에게 2020년 노벨 화학상을 안겨 준 크리스퍼 유전자 가위는 생물학에 상세한 지식이 없는 사람이라도 이름 정도는 들어 보았을 것이다. 한마디로 약 20염기의 DNA 서열을 인지하여 유전체의 특정 부분을 자르는 단백질이며, 이를 통해 유전체 내 특정 부분을 잘라 해당하는 유전자 부위에 변형을 가할 수 있다.

염기 에디터는 크리스퍼 유전자 가위를 변형해 만든 신종 기술로, 유전체 내 특정 부분을 인식하는 점은 유전자 가위와 같지만 DNA를 자르지 않고서 특정 부분의 염기를 다른 염기로 바꾼다. 크리스퍼 유전자 가위는 DNA가 일단 잘렸다가 복구되는 과정에서 의도하지 않은 위치의 DNA가 잘리며 원치 않은 돌연변이가 유도되는 문제가 생기기도 한다. 하지만 염기 에디터 기술은 기존 기술에 비해 원하지 않는 유전자 변이가 훨씬 줄어들어 정밀도가 높다.

가령 PCSK9 유전자를 표적으로 한다면 PCSK9의 첫 번째 엑손exon과 인트론intron의 경계에 있는 아데닌 염기를 구아닌으로 바꾸어 스플라이싱이 제대로 일어나지 못하게 하는 식으로 유전자의 단백질 형성을 막을 수 있다. 이렇게 PCSK9 유전자에서 불과 1염기만 변화를 줘도 유전자 기능이 멈춘다. 크리스퍼 유전자 가위는 잘라 낸 DNA의 복구가 불완전해지면서 형성되는 돌연변이를 이용하지만, 염기 에디터 기술은 표적 유전자를 정밀하게 파괴할 수 있다는 점에서 훨씬 강점이 있다.

유전자 가위든 염기 에디터든, 크리스퍼 기반의 유전자 조작 도구를 사용해 간세포의 DNA에 수정을 가하려면 간세포에 특이적으로 유전자 가위를 들여보내야 한다. 어떻게 간세포에 유전자 가위를 들여보낼 수 있을까? 버브 세라퓨틱 Verve therapeutics은 저명한 심장내과의이자 유전학자로서 고지혈증 관련 유전학 연구에서 핵심적인 역할을 한 세카 카티레산 Sekar Kathiresan이 설립한 바이오텍 스타트업이다. 이곳에서 이 문제의 해결책을 제시했다.

버브 세라퓨틱은 간세포에 염기 에디터를 전달하기 위해 지질 나노입자 lipid nanoparticle 기반으로 mRNA 형태의 유전자를 간세포로 전달하는 기술을 만들었다. 이 기술은 코로나 19 팬데믹 때 도입되어 mRNA 백신에 사용된 지질 나노입자와 거의 유사하다. mRNA 백신에 사용된 지질 나노입자는 코로나 바이러스에서 면역의 핵심이 되는 스파이크 단백질 유전자를 mRNA 형태로 세포 내부에 전달한다.

mRNA는 강한 음성을 띠고 있어 세포에 직접 흡수되지 못하며, 지질 나노입자처럼 기름과 유사한 성격의 '포장재'가 있어야만 여러 가지 항원제시세포 antigen presenting cell에 흡수된다. 항원제시세포에 코로나 바이러스 mRNA가 들어가면 세포 내의 번역 과정을 거쳐서 스파이크 단백질이 만들어진다. 여기서 만들어진 스파이크 단백질은 면역계에 인식되어, 여기에 대응하는 여러 면역 반응이 유발된다. 염기 에디터에서는 유전자 에디터 mRNA가 지질 나노입자에 쌓여서 간세포로 들어가며, 간세포에서 유전자 에디터 단백질이 만들어진다. 이후 간세포에서 표적 유전자를 수정하여 단백질이 만들어지지 않게 한다.

버브 세라퓨틱은 2021년 5월 원숭이 대상으로 수행한 전임상 연구 결과를 발표했다. 이 연구에서는 지질 나노입자 기반의 크리스퍼 염기 에디터 mRNA 후보 물질인 VERVE-101을 원숭이에 피하주사로 투여하고 간세포 유전자를 실제로 편집하여 PCSK9 단백질과 LDL 콜레스테롤 수준이 감소되는지 확인했다. 그 결과 나노입자 형태로 투여된 크리스퍼 염기 에디터를 통해 원숭이 간 유래의 세포 약 60% 이상에서 유전자 편집이 성공적으로 일어났으며 PCSK9 단백질 양은 90% 이상, 혈중 LDL 콜레스테롤은 60% 이상 감소했다. 간에서의 간세포hepatocyte 비율을 감안하면 간에 있는 거의 모든 간세포에서 유전자 편집이 일어난 것으로 추정된다.

이러한 유전자 편집에 의한 콜레스테롤 감소 효과는 얼마나 지속될까? VERVE-101을 투여받은 원숭이는 투여를 시작하고 220일 동안 PCSK9와 LDL 콜레스테롤 수준이 떨어져 있었다. 이 효과가 얼마나 오래 지속될지는 추후의 추적 연구에서 확인되겠지만, 적어도 현재 동물 실험에서는 1회 접종으로 1년 가까이 LDL 콜레스테롤 감소 효과가 유지되었다.

버브 세라퓨틱은 2022년 5월 유전성 과다콜레스테롤혈증 환자 44명을 대상으로 인간 대상의 임상 1상 시험을 시작했다. 지질 나노입자 기반의 염기 에디터 기술이 인체에서 얼마나 효율적이고 안전하게 혈중 콜레스테롤 수준을 줄일지는 지금으로서는 임상 결과를 지켜봐야 할 것이다. 만약 동물 실험의 결과처럼 장기적으로 LDL 콜레스테롤 감소 효과가 유지된다면, 현재 PCSK9 항체를 주사제로 정기 투여받는 환자가 1년 1회 염기 에디터 기반의 유전자 요법제재를 투여하는 것으로 치료 방법이 바뀔 수 있다. 그리고 항체 의약품이라 제조 비용 때문에 투약 단가를 낮추기 어려운 PCSK9 항체를 대체할 새로운 형식의 의약품이 될 수도 있다.

　버브 세라퓨틱은 PCSK9 유전자를 표적으로 한 염기 에디터 치료제 다음으로 트리글리세라이드 감소를 위해 ANGPLT3를 표적으로 하는 유전자 치료를 중점적으로 연구하고 있다. 2022년 기준으로 버브 세라퓨틱은 유전성 과다콜레스테롤혈증 환자, 즉 스타틴 같은 약물 치료로는 콜레스테롤이 충분히 줄어들지 않는 환자 대상으로 약물을 개발하고 있다. 스타틴 같은 약물 역시 처음에는 유전성 과다콜레스테롤혈증 환자를 대상으로 사용 허가를 받고 이후 심혈관 질환 고위험군 대상으로 사용이 확대되었다. 만약 염기 에디터 기반의 유전자 치료가 유전성 과다콜레스테롤혈증 환자를 대상으로 효능을 입증한다면, 향후 심혈관 질환 고위험군으로 확대될 것으로 보인다. 평생 매일 복용해야 하는 스타틴 같은 고지혈증 약물을 1년에 한 번 맞는 주사제로 대체할 수 있다면 충분한 강점이 있기 때문이다.

　어쨌든 크리스퍼 염기 에디터를 통한 유전자 치료는 고지혈증 관리 목적으로 고안된 여러 무기 중 현재로써는 최신이다. 고지혈증이라는 보이지 않는 살인자와의 전쟁은 여전히 현재 진행형이며, 이에 대비하는 무기 역시 점점 고도화되고 있다.

2부

―

고혈압과의 전쟁

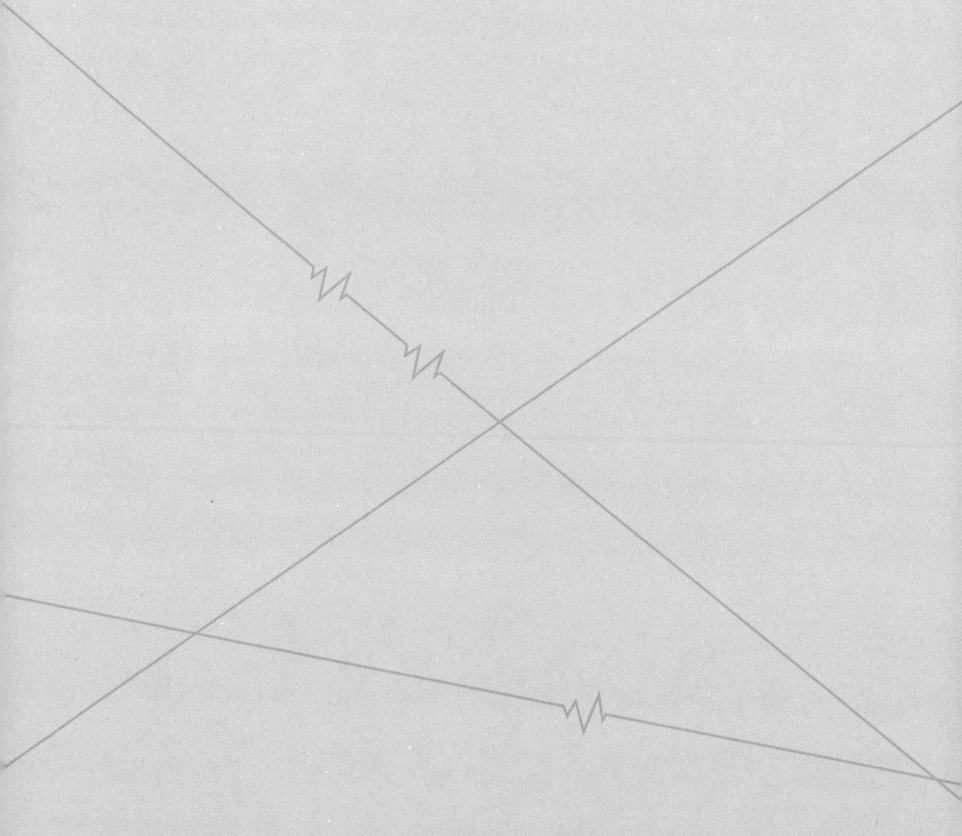

7

고혈압이
질병으로 인식되기까지

　1부에서는 과다콜레스테롤혈증 치료제로써 스타틴으로 대표되는 약물들이 어떤 연구를 거쳐 개발되었고, 심혈관 질환 사망률 감소에 어떻게 기여했으며, 마침내 인류 역사상 가장 많은 매출을 올리는 약이 되었는지를 알아보았다. 한편 20세기 후반부터 관상동맥 심장질환과 함께 눈에 띄게 사망률이 줄어든 주요 질병이 있는데, 바로 뇌졸중이다.

　앞으로 살펴보겠지만 뇌졸중 환자의 대부분은 정상인보다 혈압이 높고, 고혈압 환자는 정상인보다 뇌졸중 위험도가 4~5배 높다. 뇌졸중이 어떤 질환이며, 고혈압은 어떻게 질병을 유발하는지 차근차근 알아보도록 하자.

뇌졸중이란 무엇인가?

흔히 '뇌혈관 질환' 또는 '중풍'으로 부르는 질환은 근본적으로 관상동맥 질환에 의한 심장질환과 비슷한 이유로 일어난다. 심장에 혈액을 공급하는 혈관이 막히면서 혈관으로부터 산소와 혈관을 공급받는 심장 세포가 손상되며 심장질환이 생기듯이, 뇌졸중은 뇌에 혈액을 공급하는 혈관이 막히거나 터져서 그 혈관으로부터 혈액을 공급받던 뇌세포가 혈액을 공급받지 못해 손상되면서 일어난다.

뇌졸중은 크게 2가지로 구분된다. 먼저 혈관이 막혀서 뇌 일부가 손상되는 것을 뇌경색infarction 또는 허혈성 뇌졸중ischemic stroke이라고 한다. 그리고 뇌혈관이 터져서 뇌 속에 피가 고이면서 그 부분의 뇌가 손상된 것을 뇌출혈hemorrhage 또는 출혈성 뇌졸중hemorrhagic stroke이라고 부른다. 허혈성 뇌졸중은 출혈성 뇌졸중에 비해 3배 이상 많이 발생한다.

인간의 뇌는 사고 및 판단 외에도 온 몸을 조절하는 역할을 한다. 따라서 뇌졸중 때문에 뇌의 일부분이라도 손상되면 해당 부분에서 수행하던 기능이 불가능해지면서 다양한 장애가 온다. 뇌졸중으로 인한 증상은 반신 마비, 감각 장애, 실어증, 운동 장애, 시력 장애, 치매, 어지럼증, 의식 장애 등 다양하며, 심하면 식물인간이 되거나 사망에 이르기도 한다.

그렇다면 뇌졸중의 원인에는 어떤 것이 있을까? 가장 큰 원인 중 하나는 죽상경화증으로 인한 혈전 형성이다. 심장 근육에 혈액을 공급하는 관상동맥 혈관이 죽상경화증 때문에 막히면 심장 조직에 손상이 생겨 심근경색이 일어나듯, 뇌졸중의 주된 원인도 뇌혈관에 죽상경화증이 생기면서 일어난다.

죽상경화증 이외에 뇌졸중의 주요 위험 요인이 바로 고혈압 hypertension 이다. 뇌졸중 환자의 약 70%는 정상인에 비해 혈압이 높은 편이고, 고혈압 환자는 고혈압이 없는 사람보다 뇌졸중 위험도가 4~5배 높다.

서론에서 알아보았듯 20세기 후반에 이르러 미국에서는 심장질환과 더불어 뇌졸중의 사망률이 크게 감소했다. 즉 20세기 후반 의학의 가장 큰 성과는 심장질환이나 뇌졸중 같은 순환기 질환의 사망률이 눈에 띄게 감소한 것이라고 할 수 있다. 무엇이 이를 가능하게 했을까? LDL 콜레스테롤을 조절하는 스타틴과 같은 약물이 심혈관 질환과 뇌졸중을 낮추는 데 기여했다면, 뇌졸중의 사망률 감소에는 고혈압 같은 위험 인자를 약물로 제어한 것이 크게 기여했다고 볼 수 있다.

고혈압은 심장질환이나 뇌졸중 이외에도 매우 다양한 질환의 위험 인자로 작용한다. 이 중 대표적인 것이 신장질환이다. 신장과 고혈압은 영향을 주고받는 관계다. 신장은 몸의 혈압을 조절하며, 신장 기능이 악화되면 고혈압을 유발한다. 반대로 고혈압은 신장의 모세혈관을 손상해 신장 기능을 빠르게 악화한다.

이 책의 2부에서는 고혈압을 제어하는 여러 약물의 탄생 배경을 알아볼 것이다. 이와 더불어 혈압 조절과 혈액 순환 관련 치료법을 찾던 중에 발생한 부작용으로 우연히 발견한 발기부전치료제의 역사도 같이 알아보겠다. 혈압 조절의 역사를 살펴보기 전에 인류가 혈압을 측정하는 기술을 어떻게 발명했으며, 언제부터 혈압과 질병의 관계를 인지했는지 알아보자.

혈압계 발명과 혈압 측정

앞서 1장에서 17세기 초 윌리엄 하비가 우리 몸속 혈액이 어떻게 순환하는지 발견한 과정을 알아보았다. 그렇다면 언제부터 혈관 속 혈액의 흐름을 정량적으로 측정할 수 있었을까? 하비의 혈액 순환 이론이 발표된 지 1세기 이상 지난 1733년 말, 영국의 성직자 스테판 헤일스 Stephen Hales, 1677~1761가 말의 동맥에 유리관을 삽입하고 혈액이 치솟는 높이를 측정하여 동물의 동맥 혈압을 최초로 측정했다. 그러나 이 방법은 사람이 사용하기에는 너무 불편하고 위험했다.

현대적인 혈압계에 근접한 기구sphygmomanometer는 오스트리아의 의사 사무엘 지크프리드 칼 폰 바슈Samuel Siegfried Karl von Basch, 1837~1905가 발명했다. 그가 만든 기구는 동맥을 압박하는 압박대의 압력을 수은으로 측정하는 원리다. 오늘날 혈압계에서 수축기 혈압에 해당하는 혈압, 즉 심장에서 혈액을 심장 밖으로 밀어내는 압력만 측정하는 기구였다고 보면 된다.

오늘날 혈압계의 전신이라고 할 수 있는 청진 혈압계는 1905년 러시아의 의사 니콜라이 코로트코프Nikolai Korotkov, 1874~1920가 개발했다.

코로트코프가 만든 청진 혈압계의 원리는 다음과 같다. 먼저 팔을

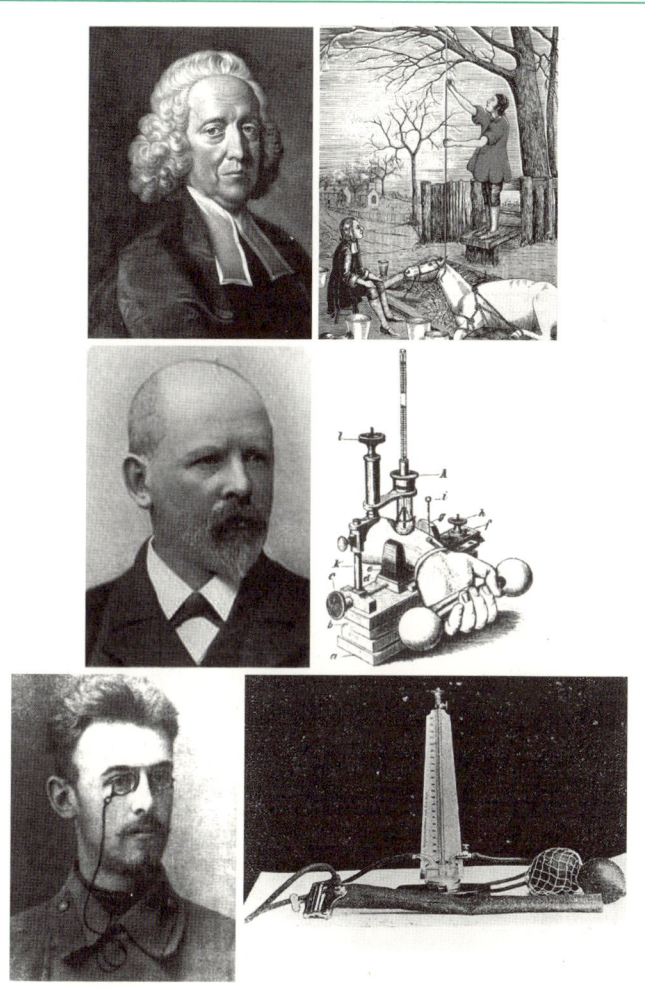

그림 7-1 혈압 측정 방법의 진화

스테판 헤일스와 그가 말의 동맥에 혈압을 잰 방법(위쪽). 사무엘 지크프리트 칼 폰 바슈와 그가 개발한 혈압계 기구(가운데). 니콜라이 코로트코프와 그가 발명한 청진 혈압계(아래쪽).

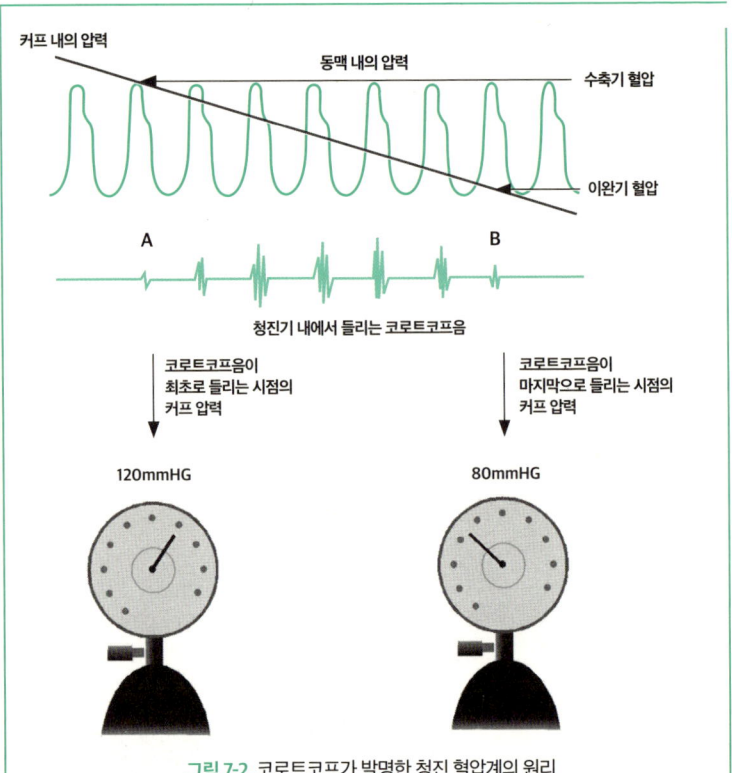

그림 7-2 코로트코프가 발명한 청진 혈압계의 원리

코로트코프음이 최초로 들리는 시점의 압력이 수축기 혈압, 마지막으로 들리는 시점의 압력이 이완기 혈압이다.

두른 커프(압박대)에 압력을 주어 팔의 혈관 흐름을 막고 조금씩 압력을 뺀다. 이때 혈액이 혈관으로 빠지면서 나오는 음향(코로트코프음)을 통해 혈압을 측정한다. 그리고 최초로 소리가 들린 시점의 압력을 수축기 혈압systolic blood pressure, 소리가 멈췄을 때의 압력을 이완기 혈압

diastolic blood pressure, 즉 심장에서 혈액을 받아들일 때의 압력으로 정의했다. 청진 혈압계가 등장한 이후 사람의 수축기와 이완기 혈압을 비교적 정확하고 간편하게 잴 수 있게 되었다.

그러나 혈압 측정이 가능해진 후에도 높은 혈압이 질병의 원인이 될 수 있다는 인식은 쉽게 받아들여지지 않았다. 오늘날 고혈압에서 오는 대표적인 2차 증상은 만성 콩팥병이다. 1836년 영국의 의사 리처드 브라이트 Richard Bright, 1789~1858는 만성 콩팥병 환자의 심근이 대체로 비대하다는 사실을 처음 발견했다. 브라이트는 심근 비대와 같이 나타나는 만성·급성 콩팥병을 브라이트병 Bright's disease이라고 명명했다. 그러나 콩팥병이 심근 비대와 왜 함께 나타나는지는 명확히 설명하지 못했다.

이후 영국의 의사 새뮤얼 윌크스 Samuel Wilks, 1824~1911가 심근 비대가 만성 콩팥병과 매번 같이 나타나지는 않으며, 이 두 질병의 연관성은 높은 혈압이라고 주장했다. 즉 혈압이 높으면 심장에서 혈압을 더 높은 압력으로 밀어야 해서 심근이 비대해진다는 것이다. 이후 영국의 의사 프레더릭 악바르 마호메드 Frederick Henry Horatio Akbar Mahomed, 1849~1884는 만성 콩팥병이나 심근 비대가 나타나기 전부터 혈압이 높은 환자들이 있다는 사실을 발견하고, 비정상적으로 높은 혈압이 신장 이상을 초래할 수 있다고 최초로 주장했다.

코로트코프의 청진 혈압계를 통해 혈압을 간편하게 측정하게 되면서 개인마다 혈압에 차이가 있다는 사실이 널리 알려졌다. 그러나 혈압이 왜 높아지는지는 당대의 지식으로 알기 어려웠다. 따라서 이유를 알 수 없는 고혈압이라는 의미로 '본태성 고혈압'essential hypertension라는 용어가 1911년 처음 등장했다.

고혈압 위험성의 인식

앞서 언급했듯 1950년대 이전만 하더라도 고혈압이 질병의 위험 요소라는 주장은 의학계에서 정론으로 받아들여지지 않았다. 당시 의학계의 주류 의견은 고혈압은 연령이 높아지면서 혈액 순환을 위해 자연적으로 일어나는 현상이며, 혈압을 인위적으로 내릴 필요는 없다는 것이었다.

가령 저명한 심장외과의인 리버풀 대학의 존 헤이John Hay, 1873~1959는 1931년 《영국의학저널British Medical Journal, BMJ》에 기고한 논문에서 "고혈압이 인간에게 큰 위협이 되는 이유는 고혈압 자체보다 고혈압 발견 자체에 있다. 어떤 멍청이는 틀림없이 혈압을 내리려고 시도할 것이기 때문이다."라고 단언했다. 당대의 저명한 심장외과의인 폴 더들리 화이트Paul Dudley White 역시 1930년대에 저술한 교과서에서 이렇게 말했다. "고혈압은 중요한 보상 메커니즘이며, 우리가 이를 확실히 조절할 수 있더라도 손대서는 안 된다."

즉 당시 의학계에서는 혈압이 높아지는 것은 나이가 들면서 자연스럽게 일어나는 현상이고, 이러한 현상이 심혈관 질환, 뇌졸중, 신장질환의 원인이 된다고 인정하지 않았다. 따라서 높은 혈압을 신체의 위험 증상으로 받아들이지도 않고, 혈압을 낮추는 특별한 조치를 취하지도 않았다. 어쩌면 고혈압의 위험성에 애써 눈을 감은 이유 중에는 혈압을 낮추고 싶어도 딱히 효과적인 방법이 없던 탓도 있을 것이다.

그러다 고혈압의 위험성을 의학계뿐 아니라 대중도 널리 알게 된 계기가 생겼다. 바로 1945년 4월 미국 대통령 프랭클린 루스벨트Franklin D. Roosevelt가 네 번째 대통령 임기 도중 사망한 일이다. 루스벨트는 62세에 고혈압으로 사망했는데, 당시 기준으로도 62세는 그리 고령이 아니었다.

당시 루스벨트의 의료 기록에 따르면, 그는 오늘날이라면 극심한 악성 고혈압으로 분류될 만큼 매우 높은 고혈압과 심장 이상을 겪고 있었다. 그가 사망하기 1년 전인 1944년 4월경 수축기 혈압이 180~230mmHg, 이완기가 110~140mmHg로 기록되었고, 4선 대통령에 당선될 시점인 1944년 11월에는 200/100mmHg, 사망 두 달 전인 1945년 2월에는 260/150mmHg 수준이었다. 이렇듯 심한 고혈압을 앓고 있었지만 고혈압을 대단한 위험 요소로 취급하지 않던 당시 의료 관행상 그는 별다른 치료를 받지 않았다. 루스벨트의 주치의는 루스벨트의 혈압에 대해 "대통령과 비슷한 연령의 사람들 사이에서 볼 수 있는 정상적인 수준"이라고 평가했다. 물론 그 당시에는 고혈압을 특별히 제어할 수 있는 의학 수단이 없었으므로, 설령 위험성을 알았더라도 달리 손쓸 방법이 없었을 것이다.

어쨌든 대통령이 뇌졸중으로 임기 중 병사한 일, 제2차 세계대전 이후 심장질환, 뇌졸중 등의 순환기 질환의 사망률이 미국인 사망 원인의 1, 2위를 차지할 정도로 발생율이 높아졌다는 사실 때문에 심혈관 질환에 대한 대중의 경각심은 크게 높아졌다. 이후 2장에서 살펴본 대로 1948년 루스벨트의 후임인 해리 트루먼 대통령이 국가 심장 법안에 서명하며 심혈관 질환에 대한 치료 연구가 본격적으로 시작되었고 고혈압에 대한 관심도 높아졌다.

프라밍햄 심장 연구로 밝혀진 혈압과 심혈관 질환의 관계

2장에서 설명했듯 프라밍햄 주민 대상으로 이루어진 프라밍햄 심장 연구는 심혈관 질환의 위험 인자가 무엇인지 알려 주는 계기가 되었다. 혈압과 심혈관 질환 발생의 상관관계는 이 연구가 시작된 1948년으로부터 9년이 지난 1957년 처음 알려졌다. 그해에 그동안의 심혈관 질환 발생 및 이와 연관된 요소를 최초로 분석한 논문이 발표되었기 때문이다.

이 논문에 따르면 고혈압 기준을 160/95mmHg으로 했을 때 고혈압 집단은 그렇지 않은 집단에 비해 관상동맥 심장질환의 발생 빈도가 4배 정도 높았다. 또한 고혈압과 뇌졸중의 발생 빈도 연관성이 매우 높다는 사실이 밝혀졌다. 그렇다면 수축기 혈압과 이완기 혈압 중 어떤 지표가 심혈관 질환의 발생 빈도와 좀 더 밀접할까? 1971년 프라밍햄 코호트를 분석한 결과 남녀 모두 이완기 혈압보다는 수축기 혈압이 높을 때 심혈관 질환 발생율이 올라갔다.

1971년 5,192명의 프라밍햄 코호트 중 울혈성 심부전 congestive heart failure이 발생한 142명에 대한 역학조사 연구가 발표되었다. 울혈성 심부전이 발생한 환자 중 75%가 고혈압(160/95mmHg 이상의 혈압)을 가지고 있었다.

한편 울혈성 심부전 환자 중 관상동맥 질환 coronary artery disease이 있던 사람은 39%였으나, 이 중 29%는 고혈압 환자였다. 고혈압이 아닌 관상동맥 질환 환자 중에서 울혈성 심부전이 발생한 환자는 10%에 불과했다. 그리고 울혈성 심부전이 발생한 이후 5년 이내 사망자는 남성 환자 중 62%, 여성 환자 중 42%였다. 이는 고혈압이 울혈성 심부전의 확실한 위험 인자임을 보여 주는 결과로서, 혈압 관리가 심장질환에 중요하다는 점을 증거 기반으로 입증한 최초의 사례다.

이렇게 역학 연구를 통하여 고혈압과 심혈관 질환 발생의 명확한 상관 관계가 입증된 이후부터 고혈압은 서서히 질병의 범주로 규정되기 시작했다. 다음 장부터는 혈압 조절을 가능케 한 여러 약물이 어떤 과정을 거쳐 개발되었는지 알아보도록 하자.

8

최초의 혈압 조절 약물

앞서 7장에서 혈액 순환의 원리와 고혈압이 질병 원인으로 인식되기 시작한 과정을 살펴보았다. 이번 장에서는 혈압을 낮추는 약물의 시초가 된 이뇨제 diuretics와 베타 차단제 beta blocker를 알아보도록 하자. 그에 앞서 신장 kidney에 대해 짚고 넘어가야 한다.

신장은 우리 몸의 혈액을 여과하여 혈액 속 노폐물을 제거한다. 또한 체내 수분·염분 및 전해질과 산-염기의 균형을 조절한다. 이와 함께 체내의 체액량을 조절하여 혈압 조절에 매우 중요한 역할을 한다. 이처럼 중요한 신장의 기능을 차근차근 살펴보고, 이어서 이뇨제와 베타 차단제가 어떤 과정을 거쳐 개발되었는지 알아보겠다.

초창기의 고혈압 치료 시도들

1950년대 이전만 해도 고혈압의 위험성은 크게 인식되지 않았을뿐더러 큰 부작용 없이 혈압을 낮추는 방법이 따로 없었다. 따라서 고혈압 치료는 널리 시도되기 힘들었다. 그나마 알려진 혈압 강하 요법도 심장질환 환자 대상으로만 제한적으로 실시되었다.

가령 1940년대부터 식이요법을 통해 고혈압을 조절하려는 시도가 있었다. 미국의 의사 월터 켐프너 Walter Kempner, 1903~1997는 1948년 소듐 (Na) 섭취를 매일 200mg 이하로 제한하고자 쌀, 과일, 과일주스만으로 식단을 짜서 약 500명에게 제공했다. 그 결과 322명의 혈압이 떨어졌고, 심부전 발생이 줄어들었다.

그러나 켐프너의 식이요법은 매우 극단적이라서 꾸준히 유지하는 것은 거의 불가능했다. 오늘날에는 소듐 과다 섭취는 혈압 상승으로 이어지고, 소듐 제한 섭취는 혈압 조절에 도움이 된다는 사실이 잘 알려져 있다. 하지만 당시 켐프너는 자신의 식이요법이 혈압을 떨어뜨린 이유는 단백질을 제한적으로 섭취해서라고 믿었다. 참고로 켐프너 식단의 소듐 함량은 오늘날의 저염식 식단보다 1/4 정도 낮다.

한편 혈압 조절을 위해 교감신경 절제술 sympathectomy과 같은 수술적 요법이 동원되기도 했다. 사람은 스트레스를 받을 때 뇌의 신호가 교감 신경을 통해 전달되며 심장 박동이 증가하고 혈압이 올라간다. 혈압 조절을 위한 뚜렷한 방법이 없던 20세기 중반에는 교감신경 말단을 절제하여 교감신경 흥분으로 인한 맥박 증가 및 혈압 상승 등을 원천적으로 차단해 악성 고혈압 환자의 혈압을 낮추고자 했다. 그 외에 혈압을 낮추는 여러 시도가 이어졌다. 그중 하나가 열병을 인위적으로 발생시켜서 체온 상승 및 혈관 이완으로 혈압을 낮추려는 방법이다. 이를 위해 세균 유래 추출물이자 신체에 주입되면 열병을 발생시키는 파이로젠 pyrogen 을 주사하기도 했다.

이러한 극단적인 방법 외에 혈압 강하 약물을 찾으려는 시도도 다양하게 진행되었다. 사실 혈압을 낮추는 화학물질은 그 당시에도 많이 보고되었다. 가령 소듐 티오시안산 sodium thiocyanate, 교감신경억제제인 페녹시벤자민 Phenoxybenzamine, 신경절 억제제 ganglion blocker인 헥사메토늄 Hexamethonium 등이 혈압을 낮춘다고 확인되었다. 그러나 이 약물들의 혈압 강하 효과는 그리 강하지 않았고, 대부분 독성이 있어서 약물 부작용에 비해 혈압을 낮추었을 때 얻는 건강상 이득도 확실하지 않았다.

따라서 1950년대에는 고혈압이 심혈관 질환, 신장질환, 뇌졸중의 위험 요소라는 공감대가 서서히 확산되고 있었지만 효과가 확실하고 부작용이 적은 고혈압 치료제가 없어서 고혈압에 대한 약물 치료는 보편화되지 않았다. 이러한 상황은 1950년대 말 최초의 유효한 티아지드계 thiazide 이뇨제가 등장하면서 바뀌기 시작했다. 그렇다면 이뇨제가 어떻게 혈압을 낮추는지를 알아보기 전에 체내 혈액을 여과시키며 혈압 조절에 매우 큰 역할을 하는 신장의 기능부터 알아보도록 하자.

신장의 기능과 이뇨제

신장에서 혈액을 여과하는 기본 기능의 단위를 네프론nephron이라고 한다. 신장 내에는 약 100만 개가 넘는 네프론이 있다. 신장으로 혈액이 들어오면 사구체glomerulus라는 모세혈관에서 여과가 일어나고 단백질, 적혈구, 백혈구 등의 혈액 세포를 제외한 영양 성분과 노폐물이 들어 있는 액체 성분이 사구체를 싸고 있는 보먼주머니로 빠져나

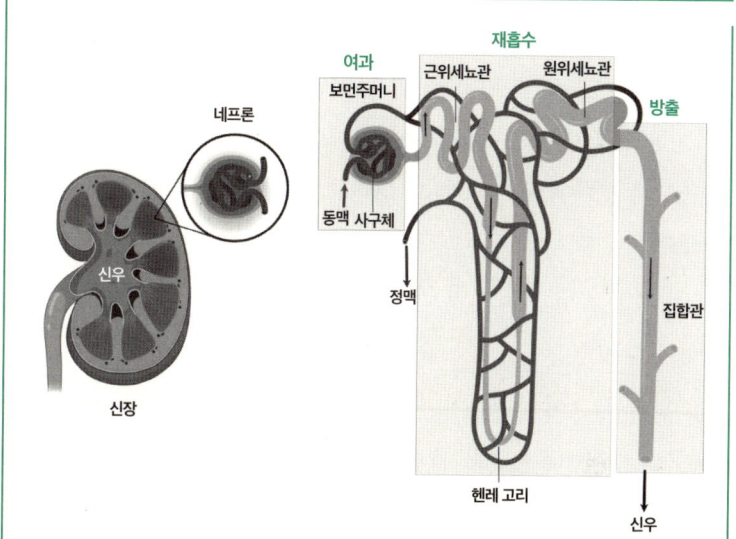

그림 8-1 신장 구조와 네프론에서의 물질 여과 및 재흡수 과정

신장은 네프론이라는 100만 개 이상의 기능 단위로 구성되어 있고, 여기서 혈액 여과가 일어난다. 사구체에서 혈액의 액체 성분이 모두 여과되고, 이후 세뇨관에서 재흡수 과정을 거친 후에 신우를 통과하고 방광으로 배출된다.

간다. 여과된 액체가 모두 소변으로 배출되면 수분, 염분, 영양 성분을 과하게 잃게 되니, 노폐물을 제외한 물, 염, 영양 성분은 재흡수 과정을 거친다.

자세히 설명하자면, 사구체에서 걸러진 액체는 세뇨관이라는 매우 긴 관을 지나면서(세뇨관은 사구체 쪽으로부터 근위세뇨관, 헨레 고리, 원위세뇨관으로 구분된다) 영양 성분, 염, 상당수의 물은 모세혈관으로 다시 흡수되고 노폐물은 배출된다. 여과와 재흡수를 거쳐 농축된 물질은 집합관으로 빠져나가 신우를 거쳐 방광에서 소변으로 배출된다.

그렇다면 세뇨관에서 물질이 재흡수되는 원리를 살펴보자. 대부분의 물질 흡수는 근위세뇨관에서 일어난다. 근위세뇨관 안팎은 소듐(Na^+) 농도가 매우 높고, 근위세뇨관의 경계를 이루는 상피세포 내부는 소듐 농도가 낮게 유지된다. 상피세포는 ATP 형태의 에너지를 소모하며 세뇨관 외부로 소듐 이온을 계속 배출하고 포타슘 이온을 받아들여서 소듐 이온 농도를 낮게 유지한다. 다시 말해 ATP를 소모하여 세뇨관 내의 소듐을 흡수하는 것이다. 이렇듯 세뇨관과 상피세포의 소듐 농도 차이 때문에 글루코스나 소듐은 상피세포로 들어오면서 흡수되고, 물 역시 소듐 농도가 높은 쪽으로 이동한다.

그렇다면 이뇨제는 어떤 역할을 할까? 이뇨제는 신장에서 물질이 재흡수되는 과정을 억제하여 신장에서 여과되는 소변 양을 늘리고 혈액 내 액체인 혈장의 부피를 줄여 혈압을 낮추는 약물이다. 이뇨제는 혈압 조절보다는 부종edema과 신장질환 치료제 목적으로 처음 등장했고, 이뇨제의 혈압 강하 효과는 나중에 알려졌다.

이뇨 효과가 있다고 최초로 알려진 화학 물질은 15세기 스위스의 의사이자 화학자인 아우레올루스 필리푸스 파라셀수스 Philippus Aureolus Paracelsus가 처음 기록한 염화수은(I)(Hg_2Cl_2)이다. 뒤이어 여러 가지 유기 수은 화합물이 이뇨제로 사용되었다. 그러나 수은 화합물에서 익히 짐작할 수 있듯 심각한 독성이 뒤따랐다. 유기 수은 화합물의 독성이 없으면서 이뇨 효과가 있다고 처음 알려진 물질은 1908년 항균 작용 물질로 발견된 설파닐아미드 Sulfanilamide다. 이후 1954년 더욱 강력한 이뇨 작용을 보이는 아세타졸아미드 Acetazolamide가 발견되었다.

그렇다면 설파닐아미드 또는 아세타졸아미드는 어떻게 이뇨 작용을 할까? 우선 근위세뇨관에서 벌어지는 일을 이해해야 한다. 근위세뇨관 세포에는 탄산무수화효소 carbonic anhydrase가 있고, 이 효소는 물(H_2O)과 이산화탄소(CO_2)로부터 중탄산염(HCO_3^-)과 수소이온(H^+)을 만들어 낸다. 수소 이온은 세뇨관으로 방출되면서 세뇨관에 있는 소듐(Na^+)을 다시 흡수시킨다. 또한 근위세뇨관 내의 물은 삼투압 때문에 소듐 농도가 높은 쪽으로 다시 흡수된다. 설파닐아미드와 아세타졸아미드는 이 과정에서 탄산무수화효소의 기능을 억제하고 소듐 재흡수에 필요한 수소 이온의 생성을 막는다. 근위세뇨관에서 물과 소듐의 흡수가 억제되면 더 많은 물이 오줌으로 배출되는 이뇨 작용이 일어난다.

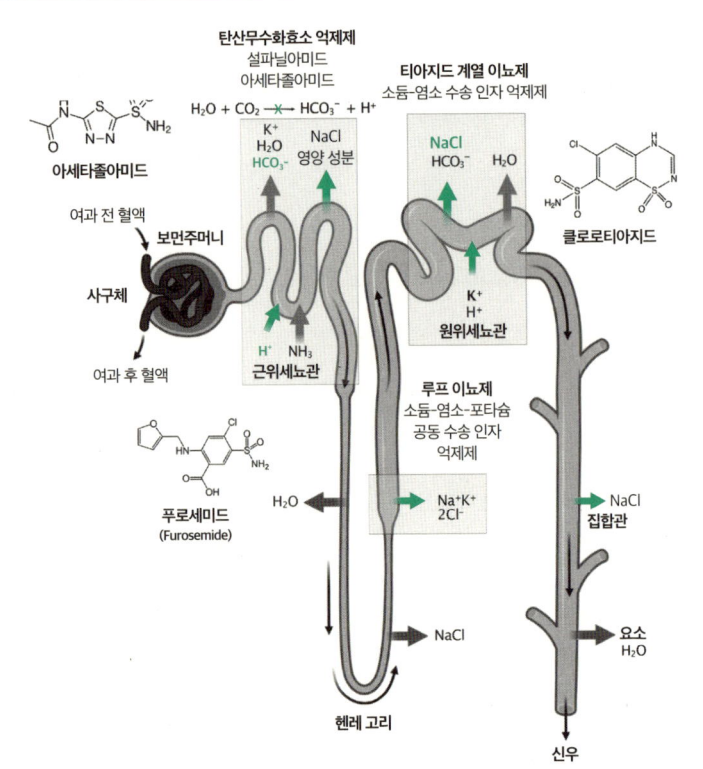

그림 8-2 이뇨제의 종류와 이뇨제가 저해하는 세뇨관에서의 재흡수 기전

설파닐아미드와 아세타졸아미드는 탄산무수화소 억제제로써 근위세뇨관에서 중탄산염(HCO_3^-)과 수소 이온(H^+)의 형성을 억제하여, 물과 소듐의 흡수를 막아 이뇨 작용을 일으킨다. 티아지드 계열 이뇨제는 원위세뇨관에서 소듐-염소 수송 인자의 작용을 억제하여 소듐, 염소, 물의 흡수를 막는다. 가장 강력한 이뇨제인 루프 이뇨제는 헨레 고리에서 소듐-염소-포타슘 공동 수송 인자를 억제하여 소듐, 염소, 포타슘의 방출을 방해한다.

1950년대 미국 제약회사 머크는 아세타졸아미드처럼 탄산무수화효소를 억제하여 이뇨 작용을 보이는 물질을 찾아내고자 다양한 화합물을 합성했다. 그리고 클로로티아지드 chlorothiazide라는 이뇨 활성을 가진 새로운 물질을 발견했다. 이 물질은 이뇨 활성이 있긴 하지만 탄산무수화효소 억제제와는 다른 작용 기전을 가지고 있었다. 클로로티아지드는 근위세뇨관이 아닌 원위세뇨관에서 소듐, 염소 이온을 흡수하는 데 관여하는 단백질인 소듐-염소 수송 인자 Na-Cl transporter를 억제한다. 즉 소듐, 염소 이온의 재흡수를 억제하여 이뇨 효과를 낸다.

이후 티아지드 계열 이뇨제에 이뇨 효과 외에도 혈압을 내려 주는 효과가 매우 탁월하다는 사실이 밝혀졌다. 1958년 미국 재향군인병원 Veterans administration Hospital과 조지타운 의대 Georgetown University School of Medicine의 연구진은 클로로티아지드를 매일 1.5mg 복용한 환자 10명의 수축기 혈압이 18% 떨어졌다는 결과를 보고한다. 곧 다른 연구진도 티아지드의 혈압 강하 효과를 확인했다. 이전까지 사용되던 혈압 강하 약물의 부작용도 나타나지 않았다.

티아지드 계열 이뇨제로 혈압을 내릴 수 있다는 사실이 알려진 이후, 그때까지 역학 연구로만 가능성이 제시되던 고혈압과 심혈관 질환의 인과관계를 입증하고자 임상시험이 계획되었다. 즉 이뇨제를 복용하여 혈압을 낮춘 환자와 그렇지 않은 환자 사이에서 심혈관 질환의 발생 빈도를 비교하는 무작위 대조군 실험 Randomized Controlled Trial, RCT을 실시할 수 있게 된 것이다.

1964년부터 미국 재향군인병원에서 실시된 임상시험에서는 이완기 혈압이 115~129mmHg인 143명을 대상으로 2년간 클로로티아지드와 위약을 투여하여 심혈관 질환의 발생 빈도를 관찰했다. 1967년 보고된 이 연구에서는 위약군 73명 중 27명에 심각한 심혈관 질환이 발생하여 그중 4명이 사망했다. 그러나 이뇨제를 복용하여 혈압을 낮춘 시험군 70명은 이완기 혈압이 평균 30mgHg 낮아졌고 심혈관 질환이 발생한 사람은 2명에 불과했다. 이는 고혈압 환자의 혈압을 약물로 조절하여 심혈관 질환의 위험도를 극적으로 줄일 수 있음을 보여 주는 최초의 임상 연구 결과다. 이러한 결과는 의학계와 제약사의 고혈압 조절 약물에 대한 관심을 크게 늘렸으며, 이뇨제 이외에 다른 작용 기전을 갖는 혈압 조절 약물의 개발로 이어진다.

이뇨제와는 작용 기전이 다른 혈압 조절 약물이 어떻게 등장했는지 이해하려면 우리 몸속에서 심장 박동을 늘리고 혈압이 올라가는 기전을 먼저 알아볼 필요가 있다.

혈압을 올리는 물질, 에피네프린과 아드레날린

모두 알고 있는 사실이겠지만, 혈압과 심장 박동은 대뇌의 지배를 받는다. 즉 위험이나 공포를 느끼면 심장 박동이 빨라지고 혈압이 높아져서 혈액량이 늘어난다. 위기에 처한 동물이 빠르게 도망치거나 맞서 싸우려면 에너지가 많이 드는데, 이를 위해 산소 공급이 높아져야

하기 때문이다. 결국 대뇌에서 인지한 위험 신호가 심장 등의 장기로 전달되어야 한다. 이러한 작용은 어떻게 일어날까?

대뇌에서 인지된 위험 신호는 신경계를 통해 전파되고, 신장 바로 위에 있는 기관인 부신수질 adrenal medulla에 혈액 속으로 물질을 분비하도록 유도한다. 이렇게 부신수질에서 분비되는 물질이 몸의 여러 기관에 작용하여 심장 박동 수를 늘리고, 혈압을 높이며, 신장 수축을 야기한다는 사실이 1895년 발견되었다. 그렇다면 부신수질에서 분비되는 '혈압을 올리는 물질'은 무엇일까?

1891년 미국의 생화학자 존 아벨John Jacob Abel, 1857~1938은 부신수질 유래의 추출물에서 심장 박동 수를 증가시키는 물질을 발견한 다음 에피네프린Epinephrine으로 명명했다. 거의 비슷한 시기에 미국에서 활동하던 일본 출신 화학자인 다카미네 조키지高峰讓吉, 1854~1922도 같은 효과를 내는 물질을 발견하여 아드레날린Adrenaline이라는 이름을 붙였다. 이후 에피네프린과 아드레날린은 동일한 화학 구조를 가진 같은 물질임이 밝혀진다.

부신수질에서 분비된 에피네프린 또는 아드레날린은 혈액을 통해 몸의 여러 기관에서 동시다발적으로 작용한다. 심장에서는 심장 박동 수를 높이고 폐의 호흡을 가쁘게 한다. 근육에서는 혈관을 확장하여 근육 세포에 더 많은 에너지와 산소가 공급되도록 한다. 또한 간에서는 글리코겐glycogen을 분비하여 근육 세포가 에너지원으로 사용할 글루코스의 수준을 높인다. 그렇다면 에피네프린(아드레날린)은 어떻게 다양한 기관에서 여러 역할을 할 수 있을까?

베타 차단제의 발견

혈관으로 분비되어 다른 기관에 신호를 전달하는 에피네프린(아드레날린)이 작용하려면 해당 기관에 이 물질을 인식하는 수용체receptor가 있어야 한다. 그렇다면 에피네프린(아드레날린)이 작용하는 수용체는 무엇일까?

미국의 약리학자 레이먼드 알퀴스트Raymond P. Ahlquist, 1914~1983는 1948년 혈관이나 심장 등이 에피네프린(아드레날린)에 대해 서로 다른 반응을 보인다는 점에 착안하여 크게 두 종류의 수용체가 있을 것으로 추측했다. 그는 혈관 수축에 관여한다고 추정되는 수용체를 '알파 아드레노 수용체'로 분류했고, 심장에서 작용한다고 추정되는 수용체를 '베타 수용체'로 분류했다. 알퀴스트는 아드레날린 등의 카테콜아민에 반응하는 수용체가 크게 알파와 베타로 구분된다고 주장했다. 그의 예상대로 훗날 이 수용체에 알파, 베타로 구분되는 9개 수용체가 있다는 사실이 밝혀진다.

하지만 당대에 알퀴스트의 이론은 학계에서 거의 인정받지 못했다. 애초에 《약리학 및 실험치료학 저널Journal of Pharmacology and Experimental Therapeutics》에 논문을 투고했다가 게재 거절 통보를 받았고, 지인의 도움으로 《생리학 저널American Journal of Physiology》에 간신히 논문을 실을 수 있었다.

한편 당대에 알퀴스트의 연구 결과에 주목한 사람이 있었다. 글래스고 대학의 생리학자 제임스 블랙James Black, 1924~2010은 알퀴스트의 이론에 영향을 받아 베타 수용체를 차단하는 약물이 심장 박동을 늦춰 협심증 등의 치료제로 사용될 수 있다고 보았다. 즉 심장에 작용하는 베타 수용체만 특이적으로 저해하는 물질이 있다면, 심장 박동을 낮춰서 심장의 산소 소모를 줄이고 결국 협심증 같은 증상을 완화할 수 있으리라고 본 것이다. 이후 그는 자신의 아이디어를 구현하고자 1958년 영국 제약회사인 ICI 파마슈티컬 ICI Pharmaceuticals에 입사했지만, 자신이 떠올린 성질들에 근접한 화학물이 이미 알려져 있음을 알게 된다.

1958년 미국 제약회사 일라이 릴리 Eli Lilly 연구진은 느린맥 bradycardia의 치료 약물인 이소프로테놀의 유사체를 개발하기 위해 이 약물의 유도체를 만들었다. 느린맥은 말 그대로 심장이 정상 수준보다 느리게 뛰는 증상이다. 이소프로테놀은 일종의 작용제 agonist로써 베타 수용체를 활성화한다. 일라이 릴리 연구진은 이소프로테놀보다 활성이 더 좋은 베타 수용체 활성화 약물을 찾고자 했다. 하지만 그들이 찾은 다이클로로이소프레날린 Dichloroisoprenaline, DCI이라는 물질은 베타 수용체를 활성화하지 않고 오히려 억제하여 심장 박동을 늦췄다.

일라이 릴리 연구진 입장에서 DCI는 기대와 달리 심장 박동을 늦추는 물질이므로 쓸모가 없었다. 하지만 블랙은 베타 수용체를 억제하여 심장 맥박을 느리게 만드는 것이 목적이었으니 이 물질은 적절한 시작점이었다. DCI는 억제제 성질이 분명히 있지만 억제 활성이 그리 높지 않고 다른 조직에서는 작용제로 작용하곤 했다. 즉 베타 수용체에 완전히 특이적인 억제제는 아니었다.

블랙과 ICI 파마슈티컬 연구팀은 DCI와 유사한 화학 물질을 만들어 베타 수용체를 특이적으로 억제하는 물질을 찾으려고 했다. 이들이 만든 DCI 유도체 중에서 베타 수용체를 특이적으로 억제하는 것은 DCI의 다이클로로페닐Dichlorophenyl기를 나프탈렌Naphthalene기로 바꾼 물질이었다. 이 물질은 예상대로 동물 실험에서 심장 박동을 낮췄고, 심장 박동을 빠르게 만드는 이소프로테놀과 같이 투여했을 때 이소프로테놀의 기능을 억제했다. 다시 말해 이 물질은 베타 수용체를 억제하여 에피네트린에 의한 신호 전달을 차단하고 심장 박동을 낮췄다. 프로네탈롤Pronethalol로 이름 붙인 이 물질의 연구 결과는 1962년 의학 학술지 《랜싯》에 처음 보고되었다.

그러나 프로네탈롤은 약물로 쓰기에는 여러 문제를 안고 있었다. 구토와 어지러움을 유발하는 부작용이 있었고, 생쥐 실험에서 암을 유발하기도 했다. 이를 해결하고자 연구팀은 부작용이 적고 저해 활성이 더 나은 물질을 찾고자 추가 화합물을 합성했다. 이후 활성을 조사한 결과 프로네탈롤보다 우월한 특성을 가진 화합물이 발견되었다. 이 약물은 프로프라놀롤Propranolol로 명명되었고, 인더랄Inderal이라는 상품명으로 출시되었다.

프로프라놀롤은 원래 협심증 치료제로 개발되었다. 하지만 1969년 임상시험에서 프로프라놀롤로 치료받은 환자 중 92%가 이완기 혈압을 100mmHg 이하로 유지했다는 결과가 보고되었다. 이렇게 혈압 강하 효과가 보고된 이후 프로프라놀롤과 같은 베타 억제제가 혈압 조절용 약물로 사용되기 시작했다.

이후 베타 수용체에도 여러 가지 하위 종류가 있다는 사실이 밝혀졌다. 프로프라놀롤은 비선택적 베타 수용체 억제제이지만, 심장에 있는 베타-1 수용체에 특이적으로 작용하는 비소프롤롤 Bisoprolol, 메토프롤롤 Metoprolol 등의 약물은 현재까지도 고혈압 치료에 사용되고 있다. 한

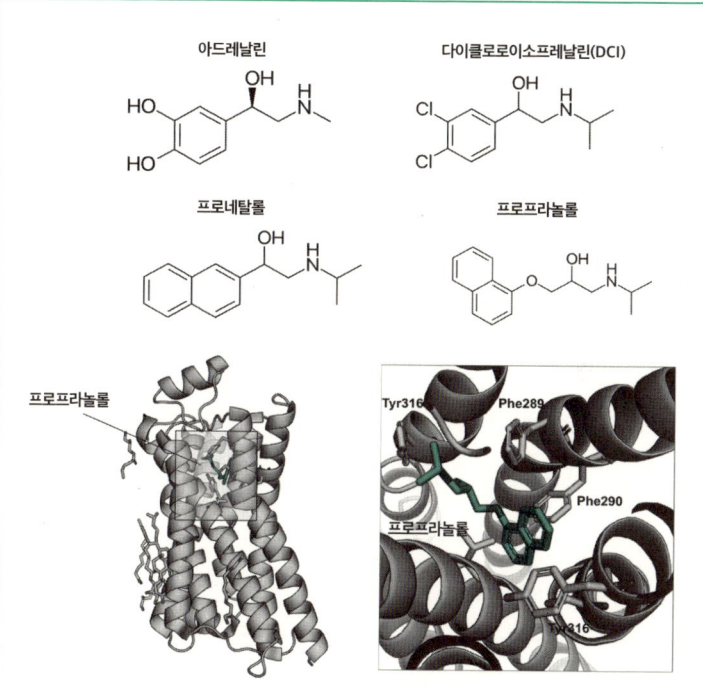

그림 8-3 아드레날린과 다이클로로이소프레날린(DCI)의 화학 구조(위쪽),
프로네탈롤과 프로프라놀롤의 화학 구조(가운데),
베타-아드레날린 수용체와 프로프라놀롤의 결합 구조(아래쪽)

아드레날린과 구조적으로 유사한 다이클로로이소프레날린은 최초의 베타 차단제 활성을 갖는 약물이었고, 이 물질의 다이클로로페닐기를 나프탈렌기로 치환한 프로네탈롤과 프로프라놀롤은 최초로 상용화된 베타 차단제다.

편 베타 차단제의 등장에 핵심적인 공헌을 한 제임스 블랙은 이 공로로 1988년 노벨 생리의학상을 수상했다.

이후 베타-아드레날린 수용체와 베타 차단제의 결합 구조가 규명되어 베타 차단제가 어떻게 수용체에 결합하는지에 대한 분자 수준의 기전이 알려지게 되었다. 그림 8-3의 아래쪽은 2019년에 규명된 베타-아드레날린 수용체와 프로프라놀롤의 결합 구조다. 이를 보면 프로프라놀롤의 나프탈렌기가 베타-아드네랄린 수용체의 페닐알라닌기와 근접하고 있다는 것을 알 수 있다.

오늘날에는 다른 기전을 통해 혈압을 조절하는 약물이 많이 등장하면서 베타 차단제를 혈압 조절 목적으로 사용하는 빈도가 크게 줄어들었다. 반면 티아지드 계열 이뇨제는 아직도 다른 기전의 혈압 조절 약물과 병용하여 혈압 조절용으로 널리 사용된다. 이렇게 1950~1960년대에 등장한 티아지드 계열 이뇨제와 베타 차단제는 서로 다른 기전을 통해 혈압 조절 약물을 개발할 수 있다는 사실을 보여 주었고, 또한 혈압 조절을 통해 심혈관 질환의 위험도를 낮출 수 있다는 점도 최초로 증명했다. 이뇨제와 베타 차단제는 이후 등장한 다른 기전의 혈압 조절 약물의 기반을 닦았다는 점에서 중요한 의미가 있다.

9

신장과 혈압의
결정적 연결 고리

 앞서 알아본 대로 신장은 혈압 조절에 결정적인 역할을 한다. 또한 얼핏 관련 없어 보이지만 신장 이상과 심근 비대가 고혈압을 매개로 연관을 가진다는 사실도 발견되었다. 그렇다면 신장에 이상이 생겼을 때 어떻게 고혈압과 심장 이상으로 이어지며, 신장은 어떤 방식으로 혈압을 조절할까? 이러한 의문에 대한 탐구는 혈압 조절과 밀접한 호르몬계의 발견으로 이어졌다.

 이번 장에서는 신장과 혈압 조절의 직접적인 연결 고리인 레닌-안지오텐신 시스템renin-angiotensin system이라는 호르몬 시스템을 주로 살펴볼 것이다. 레닌-안지오텐신 시스템의 발견에 앞서, 어느 생리학자가 주목한 신장에서 분비되는 특별한 물질을 알아보자.

레닌의 발견

　레닌-안지오텐신 시스템의 발견은 19세기 말 핀란드의 생리학자인 로베르트 티거스테트 Robert Tigerstedt, 1853~1923의 연구로부터 시작된다. 티거스테트와 그의 학생인 퍼 군나르 베리만 Per Gunnar Bergman은 토끼의 신장 피질 renal cortex 조직으로부터 추출물을 만들고, 이를 토끼에 주사했다. 그 결과 혈압 상승 효과가 나타났지만 신장의 내부 부분인 신장 수질 renal medulla 추출물에서는 혈압 상승 효과가 보이지 않았다.

　티거스테트는 신장 피질에서 분비되는 어떤 물질이 혈압 상승 효과를 가져온다는 가설을 세웠고, 이 물질을 '레닌'Renin이라고 이름 지었다. 즉 신장이 혈압을 조절하는 일종의 호르몬을 분비한다는 것이다. 그러나 그 이후 후속 연구는 지지부진했고, 30년 동안 신장과 고혈압의 관계는 그다지 많이 연구되지 않았다.

　신장과 혈압의 관계는 1930년대에 미국 케이스 웨스턴 리저브 의대의 해리 골드블라트 Harry Goldblatt, 1891~1977의 연구로 다시 주목받게 되었다. 병리학자였던 골드블라트는 심장질환이나 뇌졸중으로 사망한 환자 중 상당수에서 신장으로 피가 공급되는 동맥 혈관에 동맥경화증이 나타나 신장 혈관이 좁아져 있다는 것을 발견했다. 그는 신장으로 제대로 혈액이 공급되지 않으면 고혈압이 나타날 수도 있겠다는 의심을 품게 되었다. 그렇다면 이를 어떻게 실험으로 입증했을까?

　골드블라트는 개의 신장으로 들어가는 동맥을 클램프로 조여서 혈관에 유입되는 혈액량을 줄여 보았다. 클램프를 조이자마자 개의 혈압은 즉시 올라가기 시작했다. 반면 췌장이나 대퇴부의 동맥을 클램프로 조여도 혈압에는 별 영향이 없었다. 이 실험은 신장으로의 혈압 유입량이 떨어지면 신장에서 이를 인식하여 혈압을 올린다는 결론으로 이어졌다. 여기에 아마도 티거스테트가 발견한 '레닌'이 관여할 것으로 생각되면서 레닌에 대한 관심이 다시 높아졌다.

이렇게 신장이 혈압을 조절한다는 증거가 나온 이후 신장과 고혈압의 관계는 다시 주목받기 시작했다. 또한 티거스테트가 30년 전에 보고한 신장 유래의 혈압 상승 유도 물질인 레닌의 정체를 밝히려는 노력이 다시 시작되었다.

안지오텐신 변환효소와 혈압 조절의 관계

골드블라트 연구진은 레닌의 정체를 규명하고자 신장 추출물에서 혈압 상승 물질을 정제하려고 했다. 그러나 이들은 곧 예상치 않은 난관에 직면했다. 신장 추출물은 정제되지 않은 채 추출된 직후에는 혈압 상승 효과를 보였지만, 단백질 정제를 시작하려고 신장 추출물을 투석 dialysis 처리하는 순간 바로 혈압 상승 효과 활성을 잃어버렸다. 그러나 투석을 거치고 혈압 상승 효과를 잃어버린 추출물에 개 유래의 혈액을 섞어 주자 혈압 상승 효과가 되살아났다. 이 결과는 어떻게 해석해야 할까?

연구진은 신장에서 분비되는 레닌은 혈압 상승을 일으키는 원인 물질이 아니라, 이러한 원인 물질을 활성화하는 단백질 분해효소라는 결론을 내렸다. 즉 신장 추출물에는 레닌으로 활성화된 혈압 상승 유도 물질이 섞여 있지만, 추출물을 투석 처리하면 분자량이 작은 '활성 물질'이 제거돼서 혈압 상승 효과는 사라진다. 그러나 혈액과 투석된 레닌이 만나면 혈액 속 물질과 레닌이 반응하여 혈압 상승 활성 물질이 다시 생긴다는 것이다.

그렇다면 레닌에 의해 생성되는 진정한 혈압 상승 물질은 무엇일까? 1939~1940년 아르헨티나의 연구진과 미국 제약사 일라이 릴리의 연구팀은 레닌으로 만들어지는 혈압 상승 물질을 독립적으로 발견했다. 이들이 발견한 물질은 같은 물질이었지만, 두 연구팀은 이 물질을 각각 하이퍼텐신hypertensin과 안지오토닌angiotonin으로 불렀다. 이 물질에는 곧 안지오텐신angiotensin이라는 이름이 붙었다.

1954년 안지오텐신에 두 종류가 있다는 것이 밝혀졌다. 단백질 분해효소인 레닌은 452개의 아미노산으로 구성된 단백질인 안지오텐시노겐angiotensinogen을 분해한다. 이로 인해 10개의 아미노산으로 된 작은 단백질이 형성되는데, 이것이 안지오텐신I이다. 이후 안지오텐신I은 안지오텐신 변환효소angiotensin converting enzyme, ACE에 의해 8개의 아미노산으로 구성된 안지오텐신II가 된다. 안지오텐신II는 혈관 평활근vascular smooth muscle, 신장, 부신피질, 뇌하수체 후부 등에 작용하여 혈압 상승을 유도한다.

그렇다면 안지오텐신II는 어떻게 혈압을 상승시킬까? 안지오텐신은 동맥의 혈관 평활근의 수축을 유도하여 혈관을 좁힌다. 혈관이 좁아지면 혈압은 자연스럽게 상승한다. 뇌하수체 후부에서는 항이뇨호르몬ADH의 분비를 촉진하여 이뇨 작용을 방해하고 혈액의 부피 손실을 막아 혈압을 유지한다. 그리고 부신피질에서 방출되는 호르몬인 알

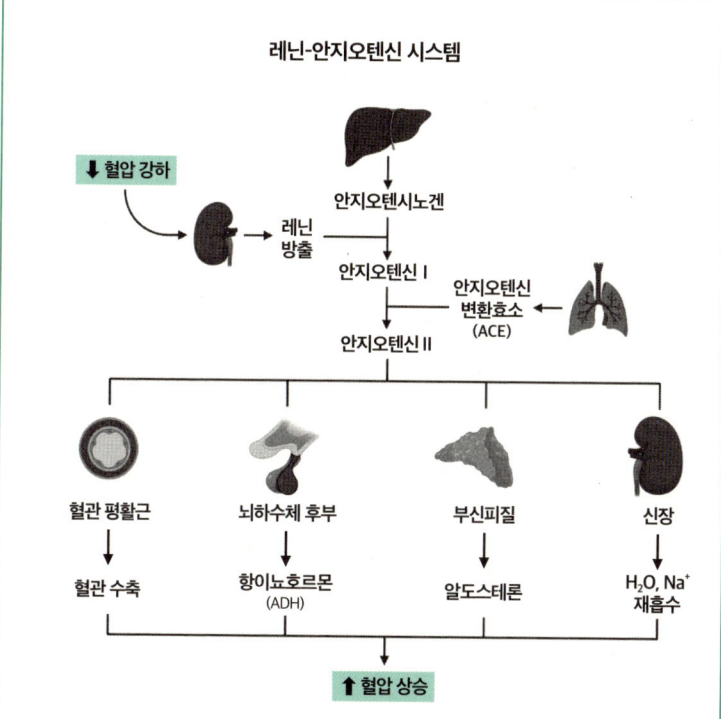

그림 9-1 혈압 조절의 핵심인 레닌-안지오텐신 시스템

신장에서 혈압이 내려가는 것을 감지하면 단백질 분해효소인 레닌을 방출하고, 레닌은 간에서 배출되는 안지오텐시노겐을 분해하여 안지오텐신I을 만든다. 안지오텐신은 안지오텐신 변환효소에 의해 다시 분해되어 혈압 상승을 유도하는 호르몬인 안지오텐신II가 된다.

도스테론aldosterone의 분비를 촉진한다. 알도스테론은 소듐과 물의 재흡수와 포타슘의 방출을 증가시켜 혈압 상승 효과를 가져온다.

레닌-안지오텐신 시스템은 혈압을 항상 일정하게 유지시키는 역할을 한다. 즉 혈압이 너무 낮아져서 신장으로 유입되는 혈액이 감소하면, 레닌이 혈액 중으로 방출되어 안지오텐신II 생성을 유도한다. 신체의 혈압을 유지하는 향상성 메커니즘에서 신장이 중요한 이유가 바로 레닌-안지오텐신 시스템 때문이다.

이렇게 레닌-안지오텐신 시스템이 인체 혈압을 조절하는 주요 조절 시스템임이 알려지면서 고혈압 환자의 레닌-안지오텐신 시스템을 조절하여 혈압을 내릴 수 있겠다는 가능성이 제시되었다. 약물을 이용해 레닌-안지오텐신 시스템을 조절하여 혈압을 내리는 방법에는 크게 2가지가 있다. 첫 번째는 혈압을 올리는 호르몬인 안지오텐신II의 생성을 막는 것이고, 두 번째는 여러 기관에 존재하는 안지오텐신 수용체 angiotensin receptor에 작용하여 안지오텐신II가 안지오텐신 수용체와 작용하지 못하게 하는 것이다. 일단 안지오텐신II 형성을 억제하는 방법이 어떻게 개발되었는지부터 알아보자.

안지오텐신 변환효소 억제제와 혈압 조절

그렇다면 안지오텐신II를 만드는 안지오텐신 변환효소의 활성은 어떻게 억제할 수 있을까? 1968년 브라질산 살무사 *Bothrops jararaca*의 독에 안지오텐신 변환효소의 활성을 억제하는 펩타이드가 포함되어 있다는 것이 발견되었다. 왜 살무사의 독소에 안지오텐신 변환효소의 활성을 억제하는 성분이 들어 있을까? 살무사가 짐승을 물면 살무사 독소에 있는 안지오텐신 변환효소 억제 인자가 그 짐승의 혈액에 들어간다. 이로 인해 짐승의 혈압이 급속히 떨어지고, 물린 짐승은 힘이 빠져서 탈출하지 못한다.

이러한 발견을 토대로 ER 스큅 앤 썬스 ER Squibb and Sons(현재는 BMS의 일부가 되었다) 연구진은 살무사 독소에서 안지오텐신 변환효소를 억제하는 물질을 분리하여 정제하고자 했다. 1971년 이들은 안지오텐신 변환효소 활성을 저해하는 여러 가지 펩타이드를 분리했고, 이를 고혈압 환자 12명에게 투여했다. 그 결과 이완기 혈압이 126±3mmHg에서 101±4mmHg로 감소했다. 안지오텐신 변환효소를 저해하는 물질이 안지오텐신의 형성을 줄여서 혈압을 낮춘다는 가설을 입증한 것이다.

그러나 이 펩타이드를 약으로 개발하는 데는 여러 문제가 있었다. 일단 펩타이드는 위에서 분해되기 때문에 먹는 약으로 복용할 수 없고 주사로만 투여해야 한다. 매일 복용해야 하는 혈압강하제를 주사로 투여한다면, 경구투여로 혈압을 낮추는 이뇨제 등과 비교해 경쟁력이 떨어진다. 그리고 살무사 독소에 미량 포함된 펩타이드라서 당시 기술로는 펩타이드를 대량 생산하기도 어려웠다.

연구진은 전략을 바꾸어 안지오텐신 변환효소를 저해하는 소분자 화합물을 개발하기로 했다. 그렇다면 안지오텐신 변환효소를 저해하는 화학 물질을 만들기 위해 어떤 접근 방식을 취했을까? 안지오텐신 변환효소의 단백질 분해효소로의 특징과 살무사에서 발견된 안지오텐신 변환효소 저해 펩타이드의 특징이 힌트가 되었다.

안지오텐신 변환효소는 10개의 아미노산으로 된 안지오텐신I으로부터 C 말단의 아미노산 2개를 잘라내는 단백질 분해효소다. 이러한 특성은 기존에 알려진 카르복시펩티데이즈A라는 단백질 분해효소와 흡사한데, 카르복시펩티데이즈A는 C 말단에서 아미노산 하나를 잘라내는 특성이 있다. 또한 카르복시펩티데이즈A와 안지오텐신 변환효소는 모두 활성에 아연(Zn^{2+}) 금속이온이 필요하다. 이렇듯 단백질 분해효소로서 특성이 비슷하므로 카르복시펩티데이즈A를 저해하는 물질을 응용하면 안지오텐신 변환효소를 저해할 수 있다는 것이 연구진의 가설이었다.

때마침 카르복시펩티데이즈A의 억제제가 벤질숙신산benzylsuccinic acid이라는 사실이 밝혀진다. 이전에 반응 기전이 알려져 있던 단백질 분해효소인 카르복시펩티데이즈와 이것의 억제제인 벤질숙신산의 구조에 착안하여 단백질 분해효소의 활성 자리 구조에 대한 정보를 얻었고, 이와 비슷한 방식으로 안지오텐신 변환효소의 활성 자리를 추정했다. 카르복시펩티데이즈A는 단백질의 C 말단에서 페닐알라닌 등 덩치가 큰 아미노산을 주로 선별하여 잘라 내며, 벤질숙신산의 벤젠 고리는 원래 효소의 기질인 페닐알라닌과 유사하다. 그리고 숙신산은 2가 아연과 이온 결합하리라고 예상되었다.

한편 안지오텐신 변환효소를 저해하는 펩타이드에 공통으로 프롤

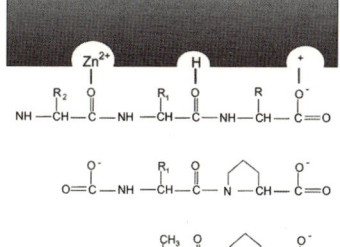

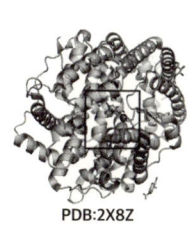

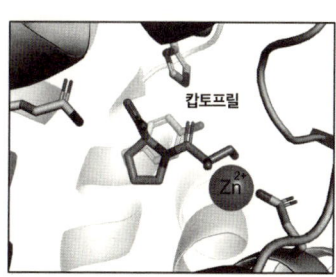

그림 9-2 안지오텐신 변환효소 억제제 캅토프릴의 개발 과정

안지오텐신 변환효소 저해 펩타이드에 공통으로 있던 프롤린, 그리고 카르복시펩티데이즈와 안지오텐신 변환효소에 공통으로 존재하는 아연 이온에 결합할 수 있는 씨올(SH)기를 넣어 캅토프릴이 탄생했다. 이후에 규명된 안지오텐신 변환효소와 캅토프릴의 구조를 보면 아연 이온과 씨올기가 상호작용한다는 것을 확인할 수 있다.

린이 있다는 점에 착안하여, 연구진은 숙신산과 프롤린을 결합한 화합물을 만들어 보았다. 이렇게 만들어진 화합물은 매우 낮은 수준이었지만 안지오텐신 변환효소를 저해하는 활성을 보여 주었다. 이후 숙신산의 카르복실기를 황이 들어간 씨올 thiol 로 치환한 변이체인 SQ14225라는 화합물은 안지오텐신 변환효소를 매우 강하게 저해했고, 혈압 강하에 매우 강력한 효과를 보였다. SQ14225는 캅토프릴 Captopril 이라는 정식 성분명이 되었고, 1981년 FDA로부터 사용 허가를 받았다. 한편 머크사는 같은 표적을 저해하는 경쟁 약물로 에날라프릴 Enalapril 을 개발했고, 이 또한 1984년 FDA로부터 판매 승인을 얻었다.

1980년대 초반 안지오텐신 변환효소 억제제 ACE inhibitor 가 등장했을 때는 시중에 이미 다른 기전으로 혈압을 내리는 이뇨제나 베타 차단제 등이 있었다. 따라서 새로운 기전의 혈압 조절제인 안지오텐신 변환효소 억제제가 폭넓게 사용되려면 이 약물이 얼마나 혈압을 내리고 사망 위험도를 줄이는지 임상적으로 검증해야 했다.

1980년대부터 안지오텐신 변환효소 억제제를 복용했을 때 환자가 얻는 이득을 알아보고자 임상시험이 진행되었다. 스칸디나비아에서 심부전 환자 253명을 대상으로 에날라프릴의 효과를 검증한 임상시험에서 안지오텐신 변환효소 억제제인 에날라프릴은 위약군에 비해 사망 위험도를 27% 감소시켰다. 한편 심부전 환자 대상의 캅토프릴 임상시험에서도 1992년 캅토프릴 복용군이 대조군에 비해 사망률이 20% 감소했다는 결과가 보고되었다.

이렇듯 안지오텐신 변환효소 억제제가 혈압을 내리고 심부전 환자의 사망률을 줄인다는 임상시험 결과가 보고된 이후, 안지오텐신 변환효소 억제제는 혈압 조절제로 널리 사용되기 시작했다.

안지오텐신 수용체 차단제의 개발

이렇게 안지오텐신 변환효소 억제제는 탁월한 혈압 강하 효과와 심부전 질환의 사망률 감소라는 임상시험 결과에 힘입어 1990년대 이후 혈압 강하제로 널리 사용되었다. 그러나 안지오텐신 변환효소 억제제에는 한 가지 단점이 있었다.

안지오텐신 변환효소는 안지오텐신뿐 아니라 다른 펩타이드 호르몬인 브래디키닌 bradykinin의 분해에도 관여한다. 따라서 안지오텐신 변환효소 억제제를 복용하면 혈관 확장을 유도하는 브래디키닌의 분해가 억제되며 브래디키닌이 축적된다. 브래디키닌이 비정상적으로 축적되면 일부 사람은 마른기침 증상을 겪고, 심하면 혈관성 부종의 원인이 된다. 이러한 부작용 때문에 일부 고혈압 환자는 안지오텐신 변환효소 억제제 사용이 제한되었다.[7]

안지오텐신 변환효소 억제제는 혈압 상승의 원인이 되는 안지오텐신II의 형성을 억제한다. 안지오텐신II는 여러 세포에서 혈압 상승 신호를 전달하는 안지오텐신II 수용체 angiotensin II receptor에 결합한다.

---

[7] 개인적으로 안지오텐신 변환효소 억제제인 리시노프릴을 복용했을 때 심한 마른기침을 하는 부작용을 겪었고, 결국 안지오텐신 변환효소 억제제 대신 안지오텐신 수용체 차단제로 약물을 바꿨다.

만약 안지오텐신II의 결합을 막는 물질, 즉 안지오텐신 수용체 차단제 Angiotension Receptor Blocker, ARB 가 있다면 혈압 강하 효과가 나타날 것이다.

가장 먼저 밝혀진 안지오텐신 수용체 차단제는 안지오텐신II의 유사체 펩타이드인 사라라신 Saralasin 이다. 사라라신은 안지오텐신II의 8개 아미노산에서 첫 번째와 마지막 아미노산이 변형된 유사체다. 그러나 펩타이드 계열 물질이라 경구 투여가 불가능하며, 억제력이 낮아 약물로서 가치가 없었다. 그럼에도 사라라신은 안지오텐신II 수용체와 안지오텐신II의 결합을 차단했을 때 혈압 상승이 억제될 수 있다는 점을 보여 주었다. 즉 안지오텐신II 수용체 차단제가 개발된다면 혈압을 내릴 수 있다는 가능성을 암시했다.

1970년대 말부터 안지오텐신II 수용체에 결합하는 소분자 화합물을 찾으려는 노력이 시작되었다. 1982년 일본의 다케다 제약 Takeda pharmaceutical 은 매우 약한 활성을 갖는 안지오텐신 II 수용체 차단제를 발견했다. 그러나 이 화합물은 저해력(IC_{50})이 15μM 정도로 낮은 활성이어서 바로 약물로 쓸 수준은 아니었다. 이후 이 화합물을 선도 물질 lead compound 로 시작하여, 저해력을 높이기 위한 여러 가지 변형이 이루어졌다. 듀퐁 Du Pont 의 연구진은 여러 단계의 변형을 거쳐서 최종적으로 저해력이 12nM 정도에 달하는 안지오텐신 수용체 차단제를 얻었으며, 이 물질을 로사르탄 Losartan 이라고 명명했다.

로사르탄은 임상시험을 거쳐 1995년 판매 승인을 얻고 코자 Cozaar 라는 이름으로 시판되었다. 코자는 최초로 등장한 안지오텐신 수용체 차단제 계열의 혈압 조절제다. 로사르탄을 필두로 여러 종류의 안지오텐신 수용체 차단제가 등장했다. 2010년 로사트란의 제네릭 의약품(최초 의약품을 복제한 의약품)이 나왔으며, 2016년 기준 미국에서 아홉 번째로 많이 처방되는 약물이 되었다. 2020년대에 이르러 혈압 환자의 혈압 조절에 가장 많이 사용되고 있는 약물은 안지오텐신 수용체 차단제 및 다른 기전의 혈압조절제가 같이 들어간 복합제다.

1996년에서 2018년까지 미국, 독일, 한국에서 안지오텐신 변환효소 억제제와 안지오텐신 수용체 차단제 단일 약물을 이용한 300만 명의 데이터를 분석한 결과, 안지오텐신 수용체 차단제 계열의 혈압 조절 약물들은 심장마비나 뇌졸중 같은 심혈관 질환을 막아 주는 능력이 거의 유사했다. 반면 안지오텐신 변환효소 억제제는 안지오텐신 수용체 차단제 계열의 약물에 비해 혈관부종 3.31배, 기침 1.32배, 급성 췌장염 1.32배, 위장관계 출혈 1.18배 등의 이상 반응 발생 위험이 유의적으로 높았다. 즉 약물 효과로는 안지오텐신 수용체 차단제와 안지오텐신 변환효소 억제제가 거의 동일하지만, 안지오텐신 수용체 차단제는 안지오텐신 변환효소 억제제에 비해 이상 반응이 일어날 확률이 낮은 비교적 안전한 약물이다.

이번 장에서 살펴보았듯 안지오텐신 변환효소 억제제와 안지오텐신 수용체 차단제가 등장하기까지 우리 몸의 혈압을 주로 조절하는 기전인 레닌-안지오텐신 시스템에 대한 100여 년에 걸친 연구가 필요했다. 즉 혈압 조절과 같은 인체 생리의 근간을 건드리는 약물을 만들려면 이와 관련된 인체 생리에 대한 깊은 이해가 필수임을 잘 보여 주

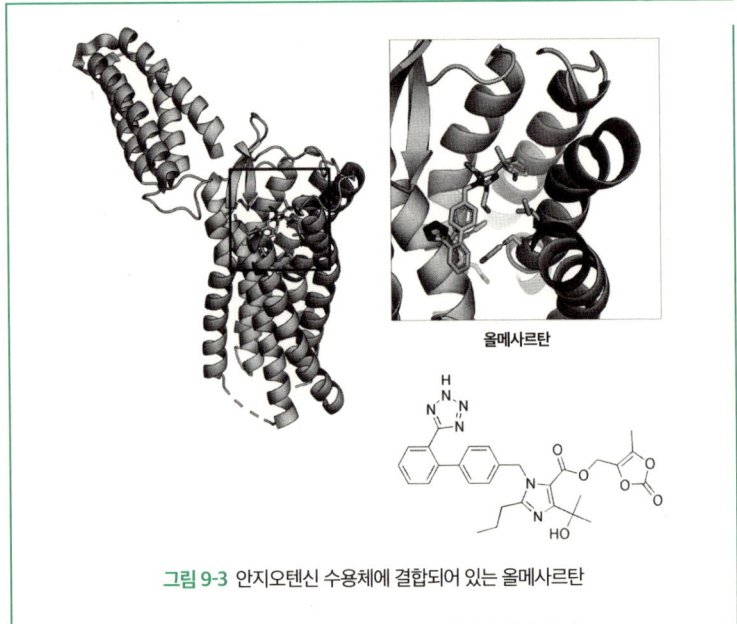

그림 9-3 안지오텐신 수용체에 결합되어 있는 올메사르탄

올메사르탄(Olmesartan)은 안지오텐신 수용체 차단제의 한 종류다.

는 예라고 하겠다.

다음 장에서는 안지오텐신 변환효소 억제제, 안지오텐신 수용체 차단제와 함께, 현대 혈압 조절의 또 다른 축을 이루는 약물의 개발 과정을 알아보도록 하겠다.

10

칼슘 채널 차단제

    오늘날 칼슘은 수많은 세포에서 2차 전령 second messenger 으로써 신호전달물질로 사용되는 것이 잘 알려져 있다. 특히 칼슘은 심근 및 평활근의 수축을 유도하는데, 평활근은 혈관의 혈압 조절과 직접적으로 관련된다. 또한 칼슘은 칼모듈린 calmodulin과 같은 칼슘 결합 단백질에 의해 결합되어 여러 단백질의 기능을 조절하는 데 쓰이는 생명의 필수 원소 중 하나다. 그렇다면 이러한 칼슘의 역할을 처음 알아낸 사람은 누구였을까?

  이번 장에서는 현재 혈압 조절 약물을 대표한다고 할 수 있을 만큼 널리 사용되고 있는 약물인 칼슘 채널 차단제 calcium channel blocker, CCB를 알아보겠다. 칼슘 채널 차단제가 등장하고 칼슘의 생리학적, 생물학적 역할이 밝혀지는 과정을 차근차근 살펴보자.

칼슘의 심장 박동과 근육 수축에서의 역할

영국의 생리학자 시드니 링거 Sydney Ringer, 1835~1910는 19세기 말 개구리의 몸에서 채취한 심장을 체외에서 계속 뛰게 하는 데 필요한 화학 요소를 찾고 있었다. 그는 이러한 화학 요소를 찾아 혈액과 유사한 성질을 가진 '수액'을 만들고자 했다. 이후 수액에 젖산 lactate을 첨가한 하트만 수액 Hartman's solution을 고안했는데, 이것을 오늘날 흔히 '링거액'이라고 부른다.

이러한 방식으로 링거는 심장 박동을 유지하는 데 소듐(Na), 포타슘(K), 중탄산나트륨($NaHCO_3$) 등의 물질이 필요하다는 사실을 알아낸다. 이러한 물질이 일정 농도로 포함된 용액 내에서 개구리 심장은 일정 시간 박동이 유지되었다. 그러다 이전에 수액을 만들던 링거 연구실의 테크니션이 휴가를 간 사이, 링거가 직접 수액을 만들고 개구리 심장을 넣어 보았다. 그러자 몇 시간 이상 심장 박동이 유지되던 이전과 달리 개구리 심장의 박동이 몇 분 내에 잦아들었다. 과연 무슨 차이가 있었을까?

나중에 사정을 알고 보니 수액을 만들 때 링거는 증류수를, 테크니션은 수돗물을 사용했다. 그 수돗물에는 약 1mM 농도의 칼슘이 들어 있었다. 링거가 증류수로 만든 수액에 칼슘을 첨가해서 개구리 심장을 넣어 보자, 심장 박동이 되살아났다. 이러한 해프닝을 통해 링거는 1883년 칼슘이 심장 박동에 필요한 요소임을 밝혀냈다. 그러나 심장 박동에 칼슘이 정확히 왜 필요한지 알려지기까지 이후 수십 년의 시간이 필요했다.

칼슘과 근육 수축의 관계가 다시 부각된 시점은 1940년대에 미국의 루이스 빅터 헤일브룬Lewis Victor Heilbrunn, 1892~1959 등이 근육 세포에 칼슘을 직접 주입하면 근육 수축이 일어난다는 것을 밝혀낸 이후였다. 또한 이때는 근육이 액틴actin과 마이오신myosin이라는 두 종류의 필라멘트로 구성되어 있고, 액틴-마이오신 상호작용이 근육 수축에 필수적이라는 사실이 알려져 있었다.

1957년, 오징어의 축삭giant squid axon을 연구하던 연구진은 세포 내 칼슘 농도가 세포 외 농도에 비해 수천 분의 1 이하로 매우 낮게 유지된다는 것을 알게 되었다. 골격근skeletal muscle에서 칼슘은 근소포체 sarcoplasmic reticulum에 저장되어 있다. 이후 칼슘이 세포 내부로 방출되어 칼슘 농도 농도가 증가하면 근육 수축이 유발된다. 세포 혈관의 수축과 이완을 조절하는 평활근에서는 칼슘이 세포 외부로부터 유입되어 근육 수축을 유발한다.

평활근 세포 내에 칼슘이 들어오면, 칼슘은 마이오신과 액틴의 상호작용을 조절하여 근육 수축을 조절한다. 마이오신이 액틴과 상호작용하려면 마이오신의 활성을 조절하는 경사슬light chain이 인산화되어야 한다. 마이오신 경사슬의 인산화는 마이오신 경사슬 인산화효소Myosin Light Chain Kinase, MLCK에 의해 이루어지는데, 마이오신 경사슬 인산화효소는 칼슘과 결합한 단백질인 칼모듈린이 스위치 역할을 하여 활성을 조절한다.

즉 칼슘이 세포 내로 들어오면 칼모듈린과 결합하고, 칼슘과 결합한 칼모듈린이 마이오신 경사슬 인산화효소에 결합하여 단백질 인산화를 활성화한다. 이렇게 마이오신 경사슬을 인산화하여 근육 수축이 유도된다. 근육이 수축하면 혈관의 지름이 줄어든다. 결과적으로 칼슘은 평활근 수축을 통해 혈관의 지름을 줄여 혈압을 상승시킨다.

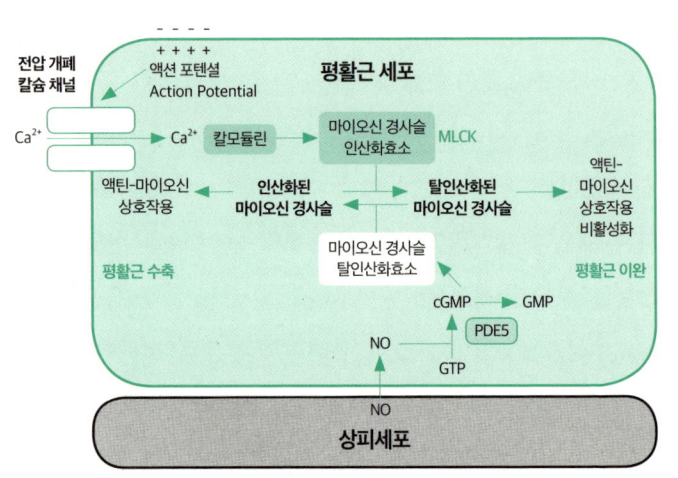

그림 10-1 칼슘이 평활근 세포의 수축을 조절하는 기전

칼슘은 전압 개폐 칼슘 채널(Voltage-gated calcium channel)에 의해 평활근 세포 내에 유입되고, 이후 칼모듈린을 거쳐 마이오신 경사슬 인산화효소를 활성화한다. 그다음 마이오신의 경사슬이 인산화되고 액틴-마이오신 상호작용이 활성화되어 평활근 수축으로 이어진다. 반면 상피세포(epithelial cell)로부터 전달된 산화질소(nitric oxide)는 포스포다이에스테레이즈5(PDE5)를 경유하여 마이오신 경사슬 탈인산화효소(Myosin Light Chain Phosphatase)를 활성화하고 마이오신의 경사슬의 인산기를 제거한다. 이후 액틴-마이오신 상호작용이 비활성화되고 평활근이 이완된다.

따라서 칼슘은 근육 수축을 유도하는 '트리거'로서 작용한다. 이렇게 칼슘이 혈관 수축과 관련된 평활근의 수축을 조절하며 혈압과 연관성이 있다는 사실이 밝혀지자, 세포로의 칼슘 유입을 조절하여 혈압을 조절하려는 노력이 시작되었다.

칼슘 길항제의 발견

현재 칼슘 채널 차단제의 원조가 되는 약물은 다른 혈압 조절 약물과 마찬가지로 제2차 세계대전 이후에 등장했다. 즉 심혈관 질환의 심각성이 대두되고 제약회사들이 심혈관 관련 약물을 찾으려고 본격적으로 뛰어든 이후였다. 이전에 설명한 것처럼 이 당시만 해도 혈압에 영향을 미치는 요인들이 잘 규명되지 않았다. 다시 말해 칼슘이 어떻게 혈압에 영향을 미치는지도 아직 불분명했다.

1960년대 초 독일의 제약사 회스트와 놀은[8] 관상동맥을 확장하는 활성을 가진 베라파밀 Verapamil 과 프레닐아민 Prenylamine 이라는 약물을 찾았다. 이 약물들은 관상동맥을 늘려 주는 성질 외에도 심장 박동을 약하게 하는 활성도 가지고 있었다. 예상치 않은 활성을 찾아낸 연구진은 이 약물의 약리학적 특성을 좀 더 알아보고자 프라이부르크 대학의 약리학자인 알베르트 플렉켄스테인 Albrecht Fleckenstein, 1917~1992 에

---

[8] 회스트(Hoechst AG)는 현재 사노피아벤티스(Sanofi-Aventis)에 합병되었고, 놀(Knoll)는 현재 애보트(Abbott)에 합병되었다.

게 약물 연구를 의뢰했다.

플렉켄스테인은 시드니 링거가 80년 전에 했던 실험과 거의 비슷한 실험을 진행했다. 다만 플렉켄스테인은 수액 내에 칼슘, 베라파밀, 프레닐아민을 같이 넣고 심장 박동 변화를 관찰했다. 심장 박동을 약하게 하는 베라파밀과 프레닐아민을 같이 넣자, 칼슘이 있음에도 심장 박동이 낮아졌다. 그리고 수액의 칼슘 농도를 높일수록 심장 박동이 약해지는 효과를 약물 첨가로 상쇄할 수 있었다. 즉 베라파밀과 프레닐아민이 칼슘의 심장 박동 촉진 효과를 상쇄한 것이다. 플렉켄스테인은 심장에서의 칼슘 효과를 억제한다는 의미로 이러한 약물을 '칼슘 길항제'calcium agonist로 명명했다.

한편 독일 바이엘Bayer Inc.의 연구자인 프리드리히 보세트Friedrich Bossert와 울프 바터Wulf Vater 역시 관상동맥을 확장하고 심장에 산소 공급을 늘려 결과적으로 협심증을 치료하는 약물을 찾고 있었다. 두 사람이 발견한 화합물 중 하나는 1,4-디하이드로피리딘1,4-dihydropyridine 유도체였는데, 혈관 확장에서 매우 좋은 효과를 보였다. 그런데 이 약물 또한 혈압을 떨어뜨리고 심장 수축력을 감소시키는 부작용이 나타났다.

결국 두 사람은 자신들이 개발한 'BAY a1040' 약물의 특성을 파악하기 위해 플렉켄스테인에게 보냈다. BAY a1040은 이전에 프렉켄스테인이 실험한 베라파밀과 프레닐아민처럼 칼슘 길항제 기능을 했지만 두 약물보다 칼슘 길항 활성은 더 좋았다. 이후 BAY a1040은 디하이드로피리딘 계열 칼슘 채널 차단제의 시초인 니페디핀Nifedipine이 된다.

니페디핀과 암로디핀

1980년대 초까지 혈압 조절 목적으로 사용되던 베타 차단제는 정상 범위로 혈압을 내리는 것을 넘어서 저혈압을 유발한다는 문제가 있었다. 그러나 칼슘 길항제는 원래 관상동맥을 확장하여 협심증을 치료하려는 목적으로 개발된 약물이지만, 이를 복용한 환자 사이에서 매우 좋은 혈압 강하 효과가 나타나자 혈압 조절 용도로 사용되는 것이 검토되기 시작했다.

칼슘 길항제는 고혈압 환자에게는 좋은 혈압 강하 효과를 보여 주지만, 정상 혈압인 사람에게는 저혈압을 유도하지 않았다. 이러한 효과는 디하이드로피리딘 계열 칼슘 길항제인 니페디핀과 비非디하이드로피리딘 계열 길항제인 베라파밀에서도 나타났다. 칼슘 길항제가 기존 혈압 조절제보다 이점이 있다는 게 밝혀지자 새로운 칼슘 길항제는 1981년 미국에서 혈압 조절 용도로 사용이 승인되었다.

혈압 조절 측면에서 칼슘 길항제의 유용성이 입증되자, 다른 제약사도 디하이드로피리딘 계열 칼슘 길항제 개발에 나선다. 이렇게 만들어진 칼슘 길항제 가운데 하나가 화이자의 암로디핀 Amlodipine이다. 암로디핀은 니페디핀에 비해 칼슘 길항 효과가 강했다. 또한 니페디핀은 체내에서 반감기가 2시간이라 효과를 빠르게 잃지만 암로디핀은 반감기가 30~50시간 이상 길어서 약효가 오래 갔다. 암로디핀은 1982년 특허 출원을 마쳤고, 1990년에 미국에서 노바스크 Norvasc라는 이름으로 판매되기 시작했다.

2007년 화이자가 가지고 있던 암로디핀 특허가 만료되면서, 현재 암로디핀은 제네릭 의약품으로 널리 사용되고 있다. 2019년 기준 미국에서 암로디핀은 약 7,520만 회 처방되며 다섯 번째로 많이 처방되는 약제가 되었다. 국내에서도 암로디핀은 고혈압과 관련하여 가장 많이 처방된 약제다. 두 번째로 많이 처방된 약제는 지난 장에서 설명한 로사트란이고, 세 번째는 암로디핀과 안지오텐신 수용체 차단제인 발사르탄 Valsartan의 복합제다.

칼슘 채널 차단제의 원리와 기능

칼슘 길항제가 정확히 세포 내에서 어떤 단백질을 저해하여 칼슘 길항 효과를 나타내는지는 이 약물이 실제로 사용되기 시작한 1980년대 이후에 비로소 밝혀졌다. 칼슘 길항제는 세포막에 존재하며 세포 안팎의 전압 차이로 개폐되는 전압 개폐 칼슘 채널에 결합한다. 이 중 디하이드로피리딘 등의 칼슘 길항제가 특이적으로 결합하는 칼슘 채널은 L-타입 칼슘 채널이다(L은 Long을 의미하며 칼슘 채널의 활성화 시간이 다른 종류의 채널보다 길어서 이런 이름이 붙었다).

사실 칼슘 채널은 1980년대 중반 디하이드로피리딘의 저해 표적이 어떤 단백질인지를 알아내려는 연구 중에 발견되었다. 칼슘 채널은 알파 1 alpha 1, 알파 2 alpha 2, 베타 beta, 감마 gamma, 델타 delta의 5개 서브유닛으로 구성되어 있다. 이 중 칼슘 통과를 매개하는 서브유닛은 알파 1

으로, 칼슘 채널 길항제는 알파 1 서브유닛과 직접적으로 결합한다. 즉 칼슘 길항제는 세포 내에 칼슘을 들여보내는 데 관여하는 칼슘 채널에 결합하여, 칼슘 유입을 차단하고 혈관 수축을 억제하여 혈압 강하 효과를 보인다. 이렇듯 '칼슘 길항제'의 작용 기전이 명확히 알려진 이후, 이들 약물은 칼슘 채널 차단제라는 이름으로 불리게 되었다.

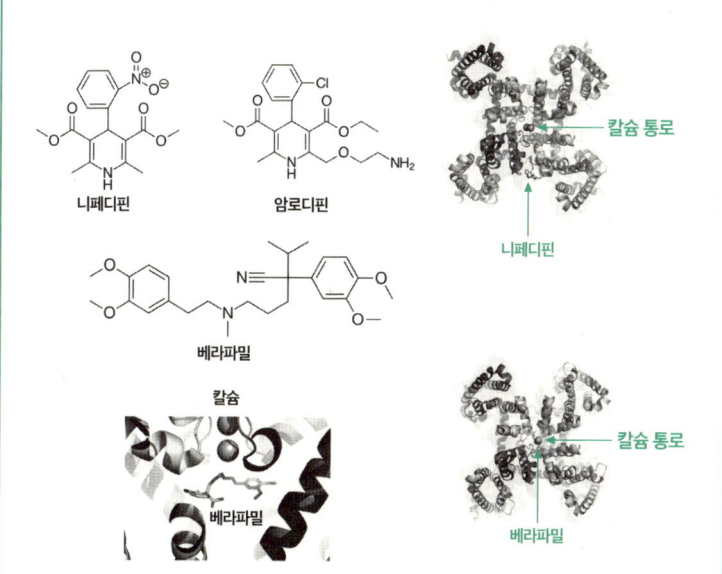

그림 10-2 칼슘 채널 차단제들의 결합 방식 차이

니페디핀이나 암로디핀 등의 디하이드로피리딘 계열의 칼슘 채널 차단제는 알파 1 서브유닛 사이에 결합하여 결과적으로 칼슘 통로(calcium pore)의 칼슘 선택성 필터 구조를 변형한다. 반면 베라파밀과 같은 칼슘 채널 차단제는 칼슘 통로에 직접 결합하여 칼슘의 통과를 막는다.

특이하게도 니페디핀, 암로디핀으로 대표되는 디하이드로피리딘 계열 칼슘 채널 차단제와 베라파밀 등의 비非디하이드로피리딘 계열 칼슘 채널 차단제는 서로 다른 방식으로 칼슘 채널에서 칼슘이 유입되는 것을 차단한다. 암로디핀 등은 칼슘이 들어오는 통로가 아닌 칼슘 채널을 구성하는 알파 1 서브유닛 사이에 결합하여 채널을 구성하는 단백질들의 상호작용을 바꾼다. 즉 칼슘 통로에서 칼슘 이온과 결합하는 부분인 칼슘 선택성 필터 calcium selectivity filter의 위치를 변형해 칼슘 유입을 억제한다. 반면 베라파밀 등의 칼슘 채널 차단제는 칼슘 통로에 직접 결합하여 칼슘 유입을 막는다.

1995년 니페디핀 사용량 증가가 관상동맥 심장질환 환자의 사망률 증가와 관련 있다는 메타 분석 결과가 보고되었다. 이로 인해 칼슘 채널 차단제의 잠재적인 위험성에 대한 문제가 제기되었다. 그러나 이후 임상시험에서 칼슘 채널 차단제인 암로디핀, 안지오텐신 변환효소 억제제인 리시노프릴 Lisinopril, 이뇨제인 클로르탈리돈 Chlorthalidone을 비교하자 칼슘 채널 차단제가 다른 혈압 억제제보다 치명적인 관상동맥 심장질환이나 급성 심부전의 발생율을 높이지 않는다는 결과가 나왔다. 이로써 칼슘 채널 차단제의 위험성 문제는 불식된 상태다.

혈압 조절 약물은
심혈관 질환의 위험을 얼마나 줄일까?

지금까지 이뇨제, 베타 차단제, 안지오텐신 변환효소 억제제, 안지오텐신 수용체 차단제, 칼슘 채널 차단제 등 고혈압 치료에 쓰이는 주요 약물들이 어떤 과정을 통해 등장했는지를 알아보았다. 그렇다면 이러한 혈압 조절 약물들로 심혈관 질환의 위험도는 얼마나 낮아졌을까?

2015년 《랜싯》에 1966~2015년까지 수행된 123종의 임상시험 결과를 바탕으로 혈압 조절 약물에 의한 혈압 저하가 관상동맥 심장질환, 뇌졸중, 심부전 등의 질환의 위험에 미친 영향을 알아본 메타 분석 논문이 실렸다. 분석 결과 수축기 혈압이 10mmHg 감소하면 주요 심혈관 질환 발생의 상대적 위험도는 20%, 관상동맥 심장질환 위험도는 17%, 뇌졸중은 27%, 심부전은 28% 감소했다. 또한 모든 원인의 사망 위험도는 13% 감소했다.

이러한 경향은 심장질환이나 뇌졸중으로 인한 사망 빈도 추세에서도 알 수 있다. 심혈관 질환의 사망률은 1950년대 10만 명당 800명에서 2015년에는 200명대로 1/4 정도로 매우 낮아졌다. 고혈압을 약물로 관리하기 시작한 1970년대부터 사망률이 급격히 낮아졌다는 점을 감안하면, 약물에 의한 혈압 조절은 다른 요소(고지혈증 약물 요법, 금연, 생활 습관 개선)들과 함께 심혈관 질환의 사망률을 낮춘 주요 요인 중 하나라고 할 수 있다. 결국 혈압 조절 약물은 고지혈증 약물 요법과 함께 심혈관 질환이라는 '보이지 않는 살인자'와 맞서 싸워 인간의 수명을 늘린 양대 축으로 여길 만하다. 우리가 흔하게 복용하는 '혈압약'은 우리의 수명을 실질적으로 연장하는 주역인 셈이다.

11

산화질소에서 비아그라까지

앞서 이뇨제, 베타 차단제, 안지오텐신 변환효소 억제제, 안지오텐신 수용체 차단제, 칼슘 채널 차단제에 이르기까지 다양한 고혈압 치료 약물의 개발 역사를 살펴보았다. 이 장에서는 혈압 조절이나 협심증 등의 심혈관 질환 치료제 목적으로 개발이 시작되었지만 기대와는 달리 다른 목적으로 쓰이게 된 약물들을 알아보겠다.

그전에 10장에서 알아본 내용을 되새겨 보자. 칼슘 유입으로 평활근 수축이 자극되는데, 칼슘 유입을 억제하는 칼슘 채널 차단제가 평활근 수축을 억제하면 결국 혈압 강하 효과가 나타난다. 이렇듯 평활근 수축을 매개로 혈압 상승을 유도하는 신호가 칼슘이라면, 평활근 이완은 어떤 과정을 거쳐서 일어날까? 평활근 수축의 신호전달물질이 칼슘이라면, 이완을 매개하는 신호전달물질이 무엇인지 먼저 알아보도록 하자.

일산화질소와 평활근 이완의 관계

니트로글리세린 Nitroglycerin은 1847년 이탈리아의 화학자인 아스카니오 소브레로 Ascanio Sobrero, 1812~1888가 강력한 폭발성을 지닌 물질로 처음 발견했다. 스웨덴의 화학자 알프레드 노벨 Alfred Nobel, 1833~1896은 니트로글리세린을 액체 상태의 폭발물로 처음 사용했으나, 극히 불안정해서 폭발 사고가 잦았다. 실제로 노벨의 남동생은 액체 니트로글리세린의 폭발로 목숨을 잃었다. 이후 노벨은 니트로글리세린을 규조토에 흡착시켜 안정화할 수 있다는 점을 발견하고 이를 이용하여 다이너마이트 dynamite를 발명했다. 다이너마이트 덕에 노벨은 막대한 부를 축적했고 이 부는 노벨 사후 노벨상의 원천이 된다.

한편 1878년 영국의 의사 윌리엄 머렐 William Murrell, 1853~1912은 그전까지 폭약으로 쓰이던 니트로글리세린을 전혀 다른 용도로 사용할 수 있다는 것을 발견했다. 니트로글리세린을 소량 복용한 환자 중에 협심증의 심장 통증과 혈압이 줄어들었다는 사실을 알게 된 것이다. 이후 니트로글리세린은 협심증 치료제로 널리 쓰였으며, 심지어 니트로글리세린을 폭발물로 처음 사용한 알프레드 노벨도 니트로글리세린을 복용했다. 협심증으로 인한 가슴 통증을 완화한다는 것은 심장의 혈관을 이완·확장하여 혈액의 흐름을 원활하게 한다는 의미다. 그러나 니트로글리세린의 생리적 활성이 어떻게 기인되는지는 니트로글리세린을 협심증 치료제로 처음 사용한 이후 100여 년이 지나서 밝혀진다.

이전부터 니트로글리세린 외에도 혈관 평활근의 이완을 가져오는 여러 질산화물이 알려져 있었다. 1979년 한 연구진은 소의 동맥에서 유래된 혈관 평활근 세포에 기체 상태의 일산화질소(NO)를 가하면 평활근이 수축된다는 사실을 발견했다. 즉 니트로글리세린이 일산화질소로 분해되고, 이 일산화질소가 결국 평활근의 이완을 야기했다.

일산화질소는 어떻게 혈관 이완을 유도할까? 일산화질소는 혈관의 가장 안쪽에 있는 혈관 내피세포 vascular epithelial cell에서 아미노산 아르기닌이 분해되며 생성된다. 생성된 일산화질소는 혈관 평활근 세포로 전달된다.

일산화질소는 GTP(구아노신삼인산)를 고리형 GMP cGMP(cyclic GMP)로 변환하는 구아닐릴 사이클레이즈 guanylyl cyclase를 활성화하여 평활근 세포 내 cGMP 농도를 높인다. 세포 내에 cGMP 농도가 높아지면 cGMP 인산화효소 cGMP kinase가 활성화된다. cGMP 인산화효소

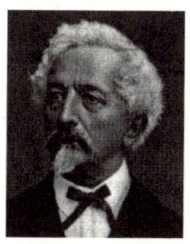 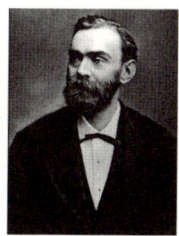

니트로글리세린

그림 11-1 아스카니오 소브레로와 알프레드 노벨(왼쪽 사진에서 왼쪽부터), 니트로글리세린의 화학 구조(오른쪽)

소브레로는 니트로글리세린을 처음 발견했고, 노벨은 니트로글리세린을 규조토에 흡착시켜 안정화한 폭약인 다이너마이트를 발명했다.

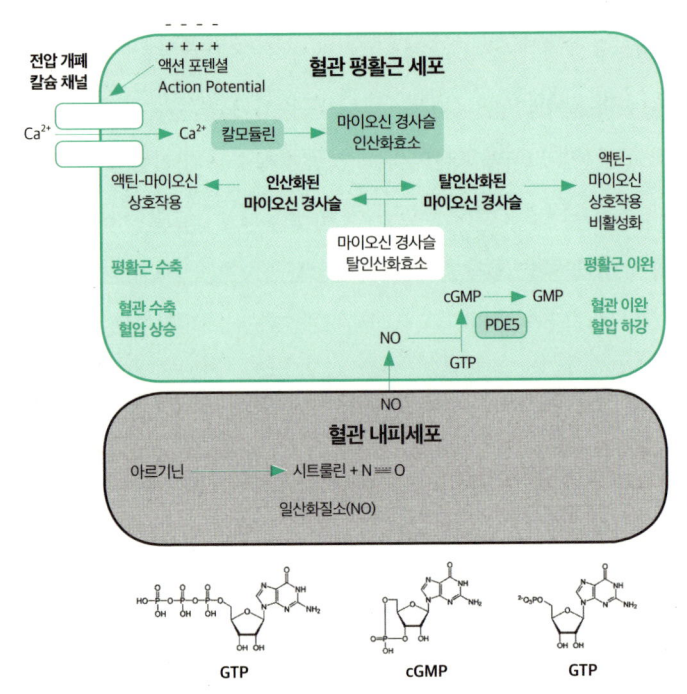

그림 11-2 혈관 평활근의 근육 이완에 관여하는 신호 물질

혈관 이완을 유도하는 신호 물질은 혈관 내피세포에서 생성되어 평활근 세포로 전달되는 일산화질소(NO)다. 일산화질소는 cGMP 수준을 올리는 효소를 활성화하고, cGMP는 마이오신 경사슬 탈인산화효소를 활성화하여 마이오신 경사슬의 인산기를 제거한다. 이로 인해 액틴-마이오신 상호작용이 저해되고 근육 위축과 혈압 하강이 일어난다. 근육 위축의 중간 신호전달물질인 cGMP는 인산다이에스테레이즈에 의해 분해된다.

는 마이오신 경사슬 탈인산화효소를 인산화하여 이를 활성화하고, 혈관 수축에 필요한 마이오신 경사슬의 인산기를 제거한다. 이러면 근육 수축에 필요한 액틴-마이오신 상호작용이 저해된다. 9장에서 칼슘 채널에 의해 유입된 칼슘으로 마이오신 경사슬이 인산화되고 평활근 수축이 촉진된다고 설명했는데, 일산화질소와 cGMP에 의한 근육 위축 과정은 정확히 이의 역반응이다.

인산다이에스테레이즈로 인한 cGMP 분해

근육 이완을 유도하는 신호 물질인 cGMP는 평활근 세포 내에 오래 존재하지 않고, 인산다이에스테레이즈phosphodiesterase, PDE라는 효소에 의해 GMP로 분해된다. 따라서 일산화질소가 증가해도 cGMP 증가로 근육이 이완되는 시간에는 한계가 있었다. 즉 니트로글리세린을 복용해도 혈관이 잘 이완되지 않는 현상은 일산화질소에 의해 cGMP가 증가해도 결국 분해되어 버리기 때문이었다.

만약 인산다이에스테레이즈를 억제하여 cGMP 분해를 방해하면 어떻게 될까? 일산화질소로 평활근이 이완되는 시간이 길어지고, 결국 혈관 확장이 촉진되어 혈액 순환이 개선될 것이다. 즉 인산다이에스테레이즈를 억제하는 약물이 있으면 관상동맥의 평활근을 이완시켜 심장에 더 많은 피를 공급하고, 협심증과 혈압 강하 효과를 얻을 수 있겠다는 가설이 제시되었다. 이러한 가설에 기반해 여러 제약사가 인산다이에스테레이즈를 억제하는 물질을 찾으려고 했다.

해당 프로젝트가 시작되던 1980년대 중반에는 이미 여러 종류의 인산다이에스테레이즈가 알려져 있었다. 이 중 PDE1, PDE2, PDE3은 고리형 AMP(cAMP)와 cGMP를 동시에 분해하고, PDE4는 cAMP에 특이적으로 반응한다. 이 효소들은 생체의 다른 기능에 영향을 끼칠 수 있어 약물 표적으로 적절하지 않다. 그러나 PDE5라는 인산다이에스테레이즈는 cAMP는 분해하지 않고 cGMP만 분해했다. 또한 혈관의 평활근 세포에 존재하고 있어서 좋은 약물 표적으로 평가되었다.

화이자의 영국 연구소는 PDE5를 특이적으로 저해하는 물질을 개발하여 혈관 확장 효과를 내는 협심증 또는 혈압 강하 약물을 찾으려고 했다. 이들이 연구를 시작하기 전인 1970년대에는 항알러지 활성을 내는 화합물인 자프리니스트(Zaprinast)가 인산다이에스테레이즈를 저해한다는 사실이 알려져 있었다. 실제로 동물에 투여하면 혈관 확장과 혈압 강하 효과가 나타났지만, PDE5만 특이적으로 저해하지 않고 다른 인산다이에스테레이즈도 같이 저해하는 비특이적인 물질이었다. 저해 활성도 그리 강하지 않았다.

화이자 연구진은 자프리니스트를 선도 물질로 삼아 이를 변형하여 PDE5에 특이적이고 강한 저해 활성을 가진 물질을 찾으려고 했다. 몇 년간 여러 단계의 화합물 최적화 과정을 거쳐서 3.6nM의 매우 강한 PDE5 저해 활성을 가진 물질이 만들어졌다. 이 물질에는 실데나필(Sildenafil)이라는 이름이 붙었고, 1991년부터 협심증 및 혈압 저하제로서 본격적인 임상시험에 들어갔다. 그러나 임상시험 단계에서 예상치 못한 일이 발생했다.

실데나필의 신통치 않은 협심증 치료 효과와 예상치 못한 부작용

1991년부터 시작된 임상 1상에서 실데나필은 기대한 대로 어느 정도 혈관 확장 및 혈압 강하 효과를 보였다. 그러나 기존에 사용하던 니트로글리세린과 비교하면 그다지 뛰어나지 못했다. 또한 니트로글리세린과 실데나필을 동시에 사용하면 혈압이 지나치게 낮아지는 현상이 발생했다. 협심증 환자들 사이에서 니트로글리세린이 주로 사용된다는 점을 고려하면 이 현상은 별로 바람직하지 않았다. 또한 실데나필은 반감기가 비교적 짧아 이를 극복하려면 하루 3회 복용해야 한다. 이를 종합하면 실데나필은 협심증 및 혈압 강화 효과로 개발되기에는 부적합한 약물이었다.

그런데 여기서 특이한 부작용 사례가 보고되었다. 10일 이상 실데나필을 복용한 남성 환자 중에서 성기 발기가 자주 일어나고, 약을 복용하지 않았을 때보다 길게 지속된다는 것이었다. 연구진은 처음에 이 보고에 주의를 크게 기울이지 않았지만, 이러한 '부작용'이 빈번하게 보고될수록 관심을 보였다. 결국 이 부작용이 어떻게 발생하는지 알아보는 연구가 이어졌다. 만약 PDE5가 억제되어 발기가 유지된다면, 남성 성기의 발기를 가능케 하는 해면체 corpus cavernosum 의 평활근에도

PDE5가 많이 발견되어야 한다. 예상대로 남성 성기의 해면체 조직에 PDE5가 많이 존재했다.

이렇게 연구진은 그전까지 잘 알려지지 않았던 남성 성기의 발기 기전에 대한 중요한 발견을 우연히 이루어 냈다. 즉 성적 자극을 받게 되면 신경 세포를 거쳐 해면체의 내피세포는 산화질소를 방출하고, 해면체 평활근에 들어온 산화질소는 cGMP 합성을 유도한다. 이 과정에서 혈관 평활근이 이완되어 혈액의 유입이 증가하고 발기가 유발된다. 정상적인 경우 PDE5에 의해 cGMP가 분해되어 혈액 유입이 억제되고 발기가 끝나지만, PDE5를 억제하면 cGMP 분해도 저해되어 평활근 이완과 해면체로의 혈액 유입이 지속된다. 이를 통해 결과적으로 발기 지속 시간이 늘어나게 된다.

이러한 결과에 힘입어 연구진은 실데나필의 개발 방향을 협심증 및 고혈압 치료제에서 발기부전 치료제로 바꾸었다. 그러나 기존에 한 번도 연구된 적 없던 발기부전 치료제를 개발하려면 여러 요소가 새로 개발되어야 했다. 예를 들어 발기부전 치료제의 약효는 어떻게 측정할 수 있을까?

발기부전 치료제로서 실데나필의 개발 과정

화이자 연구진은 1993년부터 실데나필이 발기부전 치료제로 작용할 수 있으리라 기대하며 사내에서 파일럿 연구를 시작하기로 계획했다. 그러나 본격적으로 연구를 시작하기 전에 한 가지 문제에 봉착했다. 바로 '발기부전 치료제의 약효를 어떻게 객관적으로 수치화하여 측정하는가'였다. 원래 연구진은 협심증이나 고혈압 치료제를 목표로 약물을 개발하고 있었으니 발기부전 치료제는 연구진 입장에서 전혀 경험이 없던 분야였다.

연구진은 이전부터 발기부전을 연구해 오던 비뇨기과 의사 클라이브 깅겔 Clive Gingell의 자문을 얻어서 성기의 강직도를 측정하는 리지스캔 Rigiscan이라는 기기를 이용했다. 리지스캔은 남성 성기에 고무로 된 튜브를 감고, 원 둘레와 강직도를 지속적으로 측정하는 구조다. 이후 컴퓨터에 연결된 모니터링 장치를 통해 발기의 타이밍, 강도, 지속력을 정량적으로 측정할 수 있다.

최초의 파일럿 연구는 화이자 사내에서 심리적인 발기 부전이 있었던 16명의 자원자를 대상으로 실시되었다. 여기서 실데나필의 발기 강화 효과가 확인되었지만, 이 파일럿 연구는 협심증 환자를 대상으로 한 임상시험과 마찬가지로 하루 3회씩 꾸준히 투약하는 방식으로 이루어졌다. 약물 성격상 1회 복용으로도 효과가 관찰된다면 훨씬 바람직할 것이다. 이에 따라 1994년 2차 파일럿 연구에서는 실데나필 1회 투약에 의한 발기 유지 정도를 알아보고자 실데나필 용량을 달리했다. 관찰 결과 위약 복용군은 강직도 평균 유지 시간이 1.3분에 불과했지만 10mg 용량군은 3.1분, 25mg은 8분, 50mg은 11.2분으로 늘어났다. 즉 실데나필의 효과는 복용량에 비례하여 나타났다.

파일럿 연구의 긍정적인 결과에 고무되어 화이자는 본격적인 실데나필 임상 개발에 돌입했다. 그전까지 진행한 연구 결과는 분명 긍정적이었지만 특정 지역에 사는 제한적인 사람들을 대상으로 한 것이었다. 또한 리지스캔에 의한 정량적 결과는 실데나필의 발기 부전 개선 효과를 입증하긴 했지만, 통제된 환경보다는 가정 환경에서 실데나필 복용이 실제로 효과를 가져오는지를 광범위한 인구 대상으로 테스트할 필요가 있었다.

이후 평균 연령 56세인 발기부전 환자 514명을 대상으로 이중 맹검 임상시험이 시작되었다. 환자들의 발기 부전 요인으로는 심인성 요인이 25%, 구조적 요인이 32%, 복합적 요인이 43%로 추산되었다. 이 임상시험에서는 대상 환자에 25, 50, 100mg 용량의 실데나필 또는 위약을 처방했으며, 가정 환경에서의 실데나필 효능은 15문항으로 구성된 설문 International Index of Erectile Function 으로 측정했다. 발기 여부와 지속력을 묻는 설문에서 위약 투여군의 응답은 5점 만점에 평균 2점 내외(간혹)였지만, 실데나필을 복용한 환자들은 용량 의존적으로 발기 능력 및 지속력이 향상되어 100mg 용량군의 경우 4점(대부분)을 매겼다. 이로써 발기 능력이 크게 개선된다는 점이 입증되었다.

판매 승인 전의 신약 임상시험에 참여한 참여자들은 임상시험이 끝나면 보통 기존에 하던 표준적인 치료요법으로 돌아간다. 하지만 실데나필 임상시험에 참여한 사람들은 임상시험 후에도 표준 치료요법으로 돌아가기를 거부하고 실데나필 투여를 원했다. 결국 화이자는 이중 맹검 임상시험 참여자에게 실데나필의 판매 허가가 날 때까지 실데나필 임상시험에 계속 참여할 수 있도록 했다.

애초에 연구진은 심장질환이나 당뇨 같은 위험 요소가 없는 비교적 건강한 사람만 실데나필을 사용할 수 있으리라 생각하고 개발을 시작했다. 그러나 이어진 임상시험을 통해 고혈압, 심장질환, 당뇨, 전립선암 시술 환자는 물론 고령에 이르기까지 다양한 사람이 실데나필을 큰 문제없이 사용할 수 있다고 밝혀냈다.

하지만 임상시험 도중 몇 가지 부작용이 발견되었다. 실데나필을 고용량으로 투여받은 사람 중에 시야가 파랗게 보이고 빛에 대한 지각이 높아지는 현상이 간혹 일어났다. 연구 결과 이 현상은 광 수용체에 존재하는 인산다이에스테레이즈인 PDE6의 저해로 발생했다. 실데나필은 PDE5를 비교적 특이적으로 저해하지만, PDE6은 PDE5에 비해 10배 낮은 민감도로 저해했다. 확인 결과 사람에게 실데나필을 실제 투여량보다 몇 배 높게 꾸준히 투여해도 이러한 문제가 오래 지속되지는 않았다.

그 외에 두통이나 얼굴 붉어짐과 같은 부작용이 보고되었는데, 모두 PDE5로 혈관이 확장되면서 일어나는 현상이었다. 실데나필이 원래 협심증 치료제로 개발되었다는 점에 감안하여 심혈관 질환 관련 안전성에 대한 집중적인 연구가 진행되었다. 확인 결과 실데나필은 건강한 사람 사이에서 어느 정도의 혈압 강하 효과가 있었고, 대부분의 심장질환 환자도 큰 문제없이 사용할 수 있었다. 다만 앞서 언급한 것처럼 실데나필은 니트로글리세린과 같이 사용했을 때 상승 작용으로 지나친 혈압 강하 효과를 유발하므로, 니트로글리세린을 복용하는 협심증 환자에게는 권장되지 않았다.

1990년대 말까지 화이자는 약 21종의 임상시험에서 4,500명의 환자를 대상으로 실데나필의 효능을 테스트했다. 이후 1998년 FDA에 '비아그라' Viagra라는 이름으로 실데나필의 판매 승인을 받았다. 비아그라는 PDE5를 표적으로 한 최초의 신약으로서 발기부전 치료제라는 새로운 시장을 개척했고, 2003년에는 매년 미국에서 18억 달러의 매출을 올리는 블록버스터 의약품이 되었다.

새로운 발기부전 치료제, 타다라필의 등장

화이자에서 PDE5를 저해하는 실데나필을 개발하고 있을 때 다른 제약회사도 PDE5를 협심증이나 심혈관 질환의 약물 표적으로 연구하고 있었다.

미국의 바이오텍 회사인 ICOS는 PDE5 저해 화합물의 개발을 위해 글락소 웰컴 Glaxo Wellcome (현재의 GSK)과 합작했다. 그리고 이전에 보고된 낮은 활성의 PDE5 저해 물질인 에틸-카보라인-3-카르복실산 ethyl-carboline-3-carboxylate을 선도 물질로 삼아, PDE5에 대해 저해 활성과 특이성이 좋은 화합물을 개발하고자 했다. 여러 단계의 약물 최적화 과정을 통해 PDE5에 대한 IC_{50}이 5nM에 달하는, 좋은 저해 활성의 화합물을 발굴했다. 이 화합물에는 IC351이라는 코드명이 붙었다. IC351은 자프라니스트나 실데나필 등의 기존 PDE5 저해 물질과는 전혀 다른 화학 구조를 가지고 있었다.

화이자 연구진이 실데나필의 개발 목표를 협심증 치료제에서 발기부전 치료제로 바꾼 이후, IC351 개발 역시 발기부전 치료제로 방향이 변경되었다. 1995년부터 임상 1상이 시작되었지만, 그동안 제휴하고 있던 글락소 웰컴은 자신이 전혀 해본 적 없던 발기부전 치료제 개발에 주저했다. 결국 ICOS와 글락소 웰컴의 계약은 1996년 만료되었다.

이후 ICOS는 일라이 릴리와 함께 릴리 ICOS^{Lilly ICOS}라는 합작법인을 세우고 발기부전 치료제로서 IC351의 임상 개발을 추진했다. 그리고 2002년 미국 비뇨기학회연합^{American Urological Association}에서 이제는 타다라필^{Tadalafil}이라는 성분명으로 부르는 약물의 임상 결과를 발표했다. 주목할 만한 점은 타다라필은 복용 후 36시간이 지나도 효과

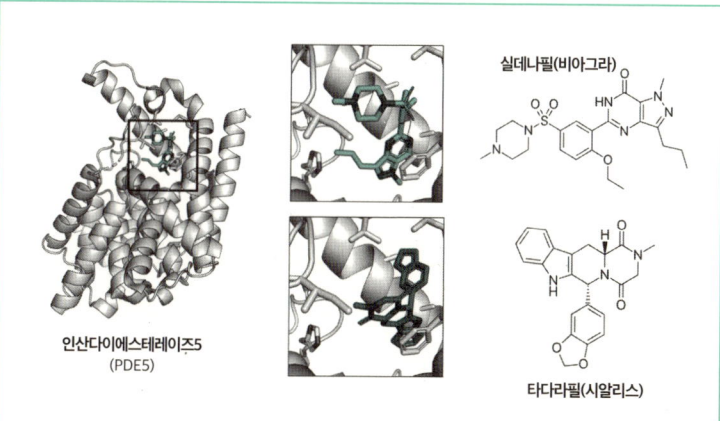

그림 11-3 타다라필과 실데나필의 PDE5와의 결합 구조

타다라필과 실데나필은 완전히 다른 화학 구조를 가졌고 PDE5와의 결합 방식도 다르다. 타다라필과 실데나필의 약효 차이는 이러한 약동학적 차이에 기인한다.

가 유지된다, 즉 실데나필보다 발기 지속 시간이 훨씬 길다는 것이었다. 타다라필의 체내에서의 반감기가 17.5시간으로 실데나필의 4시간보다 4배 이상 길고, 따라서 약효도 오래 가기 때문이었다. 2003년 FDA는 타다라필 판매를 승인했고, 타다라필은 시알리스Cialis라는 상품명으로 판매되기 시작했다.

비아그라와 시알리스 등의 발기부전 치료제는 2016년 기준으로 전 세계에서 43억 달러 규모의 의약품 시장을 창출했다. 원래 의약품의 개발 목적이 아닌 부작용에서 힌트를 얻어서 개발된 약물이 연 매출 수십억 달러에 달하는 블록버스터 의약품이 된 과정은 신약 개발 과정이 근본적으로 결과를 예측하기 힘들다는 점을 잘 보여 준다. 또한 이러한 예측 불가능성을 감안한 기업의 유연한 의사결정 역시 블록버스터 의약품을 가능케 하는 요인임을 알려 준다.

3부

비만 및 대사증후군과의 전쟁

12

비만이 질병이 되기까지

앞서 1, 2부를 통해 고지혈증과 고혈압이 심혈관 질환의 주요 위험 인자인 이유를 알아보고, 이를 관리하는 약물이 등장한 과정을 살펴보았다. 고지혈증과 고혈압 외에도 심혈관 질환의 중요한 위험 인자가 있는데, 바로 비만obesity이다. 비만은 고지혈증과 고혈압 등 심혈관 질환 위험 인자의 직간접적 원인이며, 단독으로도 많은 질병의 위험성을 높이는 중요한 '질병'이다.

2009년 식생활, 흡연, 음주 등의 생활 습관이 사망 위험에 미치는 영향을 분석한 연구에 따르면, 과체중 및 비만은 미국인 사망 원인 중 약 10%에 해당된다. 이보다 더 높은 사망 원인은 각각 20%를 차지한 흡연과 고혈압밖에 없다. 실제로 1996년 세계보건기구World Health Organization, WHO는 비만을 '건강을 해칠 정도로 지방조직에 비정상적

또는 과도한 지방이 축적된 상태'로 정의했고, 비만을 전 세계에 퍼져 가는 '유행병'epidemic이자 '치료가 필요한 만성질환'으로 선언했다.

이렇듯 비만은 질병의 중요한 위험 인자를 넘어서, 그 자체로 치료되어야 할 만성 질병으로 간주되고 있다. 그렇다면 언제 어떤 계기로 비만의 위험성이 알려졌을까?

비만의 역사

비만이 인간 생명을 위협하는 주요 요인으로 등장한 시점은 인간 역사에 비하면 매우 최근이다. 사실 인간 역사에서 비만보다 훨씬 더 오래 인간 생명에 치명적이었던 것은 굶주림과 영양실조다. 특히 문명이 탄생하기 전 인류가 수렵과 채집 생활을 할 때는 비만과는 거리가 먼, 음식을 얻기 위한 투쟁과 굶주림이 오래 이어졌다.

역설적으로 이러한 환경에서 오래 적응하고 진화한 인간의 특성이 오늘날 음식이 풍부한 시절에 비만을 초래했다는 주장도 있다. 이른바 절약 유전자 가설 Thrifty gene hypothesis이다. 음식이 부족했던 수렵·채집 시절 인간의 몸은 섭취한 음식을 체내에서 지방으로 빠르게 전환하여 음식이 없는 상황에 대비해야 했다. 즉 지방을 빠르게 전환하는 형질이 생존에 유리했다는 것이다. 이 가설은 음식물이 귀하던 수렵·채집 시절의 유전적 특성이 음식물이 풍부한 현대에도 그대로 남아서 비만을 초래했다고 주장한다.

이러한 가설에 동의하지 않는 학자들도 있다. 절약 유전자 가설이 맞다면 현재 살아남은 모든 인류는 영양 과잉 상태에서 일관적으로 비만이어야 한다. 하지만 인종이나 개인에 따라 영양 섭취를 많이 해도 전혀 비만이 아닌 사람도 많다. 이러한 현상은 어떻게 설명할 수 있을까?

절약 유전자 가설에 동의하지 않는 연구자 중 한 명인 존 스피크먼 John Speakman 은 고대의 인류 조상은 너무 말라도 생존에 유리하지 않았지만, 반대로 너무 비만해도 포식자의 위협에서 벗어나기 힘들었을 것이라고 강조한다. 그러나 인간이 도구를 사용하기 시작하면서 비만이더라도 포식자의 위협에서 벗어나 더 이상 쫓기지 않게 되었다는 것이다. 이후 비만 관련 유전자가 유전적 부동 genetic drift 으로 인해 상당수 인류에 남게 되고, 이것이 현재 음식이 풍부한 시대에 비만의 원인이 된다고 주장했다.

식량이 풍부하지 않던 선사 시대에 인류가 겪었던 상황이 현재 비만에 영향을 주는 유전적 요소로 어떻게 남아 있는지는 여전히 논쟁 대상이다. 분명한 것은 현대에 이르러 식량을 얻기 쉬워지면서 영양실조와 굶주림이 인간 생명을 위협하는 빈도가 점점 줄어들었다는 것이다.

인간의 식량 생산성이 급격히 증가한 시점은 두 계기로 파악할 수 있다. 하나는 신석기 시대인 기원전 7000~10000년경 수렵·채집 위주 경제에서 곡물과 가축을 키우는 농업 위주 경제로 바뀐 '농업 혁명'이다. 그러나 농업 혁명은 식량 생산을 늘리긴 했지만, 사회 전체적인 비만으로 곧바로 이어지기는 힘들었다. 극히 일부의 지배 계층에서는 비만 문제가 있었을 수도 있지만 농업은 사람의 육체적 노동이 크게 소모되는 일이었고, 농업 사회에서 주어지는 식량은 그것을 얻기 위해 들이는 에너지와 비교하면 비만을 초래하기에는 충분하지 않았다.

또 다른 계기는 18세기 중반에 일어난 '산업 혁명'이다. 증기기관 발명으로 인간은 이전에 얻기 힘들었던 강력한 힘을 얻게 되었고, 이는 이후 전기와 내연기관 등의 발전으로 이어졌다. 한마디로 인간이 많은 에너지를 소모하지 않고도 농업으로 식량을 생산하는 시대가 온 것이다.

또한 20세기 초에 인간의 식량 생산성을 크게 늘린 사건이 일어난다. 바로 '질소 비료'의 발명이다. 식물은 광합성으로 에너지를 얻고, 공기 중 이산화탄소를 동화하여 탄수화물을 생산한다. 식물이 성장하려면 단백질 생성을 위해 질소를 흡수해야 하며, 특히 토양 속의 유기 질소 또는 암모니아 형태의 질소여야 한다. 지구에 있는 질소 중 가장 풍부한 질소는 공기 중 질소 가스(N_2) 형태이지만, 질소 가스 형태의 질소는 많은 식물이 이용하지 못한다.

유일하게 콩과 식물의 뿌리에 기생하는 세균이 식물이 흡수할 수 있게 질소 가스를 암모니아 형태로 변환하지만, 그 외의 작물은 대부분 지속적인 생육을 위해 사람이 직접 암모니아 또는 유기 질소 형태로 질소를 공급해 주어야 한다. 질소를 충분히 공급하기 어려웠던 시절에는 일정 기간 땅에 작물을 재배하지 않고, 그동안 토양 미생물로 질소가 복구되도록 기다리는 휴경이 일반적이었다.

19세기 중반 남미의 태평양 연안에서 바닷새의 배설물로 형성된 구아노(조분석)에 인산과 질소화합물이 풍부하고, 이것이 질소 비료로 매우 효과가 좋다는 것이 밝혀졌다. 이후 유럽 국가들은 남미에서 구아노를 수입하고 비료로 사용하여 농업 생산성을 끌어 올렸다.

그러나 20세기 초에 제1차 세계대전이 발발하자 독일은 연합국의 무역 봉쇄로 남미에서 더 이상 구아노를 수입하지 못하게 되었다. 이에 따라 독일은 질소 비료를 생산하는 방법을 강구하게 되었다. 이후 독일의 화학자 프리츠 하버Fritz Haber와 바스프BASF의 엔지니어인 칼 보슈Carl Borsch가 질소 가스의 금속 촉매에 의한 암모니아 합성을 이루어 냈으며, 이를 '하버-보슈법'이라고 부른다. 대기 중 질소는 매우 안정된 물질이라서 질소로부터 암모니아를 합성하려면 고온, 고압과 촉매가 존재해야 한다. 따라서 하버-보슈법은 에너지를 이용하여 질소 가스로부터 암모니아를 합성하는 방법인 셈이다.

질소 비료의 대량 생산으로 식량 증산의 병목을 해결하자, 선진국을 넘어 전 세계에 식량 생산이 급증했고 기아에 시달리는 사람도 매우 줄어들었다. 식량 문제 해결과 더불어 20세기 중반 이후 세계 인구는 폭증했다. 여기에 자동차 보급과 공장 자동화는 인간이 이동과 노동에 소모하는 칼로리를 낮추었다. 이는 풍부한 식량과 상호작용하며 많은 산업화 국가의 사람들이 소모되는 칼로리보다 훨씬 더 섭취하는 상황으로 이어졌다. 이것이 전 세계적으로 비만이 증가한 근본적인 원인이라고 할 수 있다.

비만의 기준과 질병에 끼치는 영향

현재 통용되고 있는 비만의 기준은 무엇일까? 흔히 체중을 비만의 기준으로 여기곤 하지만, 체구가 크거나 근육이 발달한 사람은 지방조직이 별로 없어도 체중이 많이 나갈 수 있으므로 체중 자체는 비만의 썩 좋은 기준은 아니다.

비만도를 측정하는 일반적이고 간단한 방법은 신체질량지수 Body Mass Index, BMI로, 계산식은 체중(kg)/신장(m²)이다. 가령 키가 170cm이고 체중이 70kg이라면 신체질량지수는 $70/(1.7)^2=24.2$가 된다. 대한비만학회의 비만 진료 지침에 따르면 신체질량지수 25~29.9는 1단계 비만, 30~34.9는 2단계 비만, 35 이상은 3단계 비만이다. 또한 허리 둘레는 남성 90cm, 여성 85cm 이상일 때 비만으로 정의했다. WHO에서는 신체질량지수 25 이상을 과체중 overweight, 30 이상을 비만 obesity으로 정의한다.

1975년부터 2016년까지 전 세계 신체질량지수 측정 통계를 분석한 결과, 전 세계 평균 BMI는 남성 22, 여성 21가량이었으며, 2015년에는 남녀 모두 25에 근접한다. 미국은 더욱 심각한데, 1975년 남녀 평균 25가량이던 BMI 수치가 2015년 29에 달했다. 이러한 전 세계적인 비만 추세가 어떻게 질병의 위험성을 증가시켰을까?

고혈압, 혈중 콜레스테롤과 심혈관 질환 위험의 상관관계를 알아낸 프라밍햄 심장 연구는 비만과 심혈관 질환 발생의 상관관계를 밝히는 데도 보탬이 되었다. 1949년부터 참여자를 26년간 추적한 결과, 1983

년 연구에서 남녀 모두 신장에 따른 표준 체중이 증가할수록 관상동맥 질환의 발생 빈도가 증가했다. 남성은 표준 체중보다 10% 체중이 늘어나면 위험도는 13%, 20% 늘어나면 29%, 30% 늘어나면 46% 증가했다. 여성은 표준 체중보다 10% 체중이 늘어나면 위험도는 8%, 20% 늘어나면 17%, 30% 늘어나면 26% 증가했다. 체중 증가는 허혈성 뇌졸중의 위험도 높였다. BMI 값이 1 증가할수록 허혈성 뇌졸중의 위험도는 약 5% 증가하며, 이러한 체중 증가에 따른 뇌졸중 위험성 증가는 정상적인 BMI인 20부터 시작된다.

비만으로 가장 위험도가 증가하는 질병은 제2형 당뇨병이다. 비만인 사람은 정상 체중인 사람에 비해 당뇨병 발생 위험도가 7배 증가하며, 과체중(BMI 25~30)인 사람과 비교해도 3배 이상 증가한다. 실제로 영국에서 제2형 당뇨병으로 진단받은 사람의 90%가 과체중이나 비만이었다. 비만은 어떻게 제2형 당뇨병의 위험도를 높일까? 이에 대해서는 다음 장에서 자세히 설명하겠다.

그렇다면 비만은 모든 종류의 사망 위험도를 얼마큼 올릴까? 2013년 메타 분석 연구에서는 과체중을 BMI 25~30, 비만을 30 이상으로 정의하고, 비만군을 1단계 비만(BMI 30~35)과 2, 3단계 비만(BMI 35 이상)으로 나눈 다음 위험비를 각각 계산했다. 그 결과 과체중의 위험비는 0.94였지만 비만군은 1.18로, 비만이 아닌 사람에 비해 사망 위험률이 18% 높았다. 특히 1단계 비만군은 사망 위험비가 0.95 였지만 2, 3단계 비만군 사망 위험비는 1.29였다. 즉 2, 3단계 비만군은 비만이 아닌 사람에 비해 사망 위험도가 29% 올라간다.

결과적으로 비만은 어느 정도 수명을 단축할까? 비만과 관련된 57개의 전향적 연구 결과를 종합한 2009년 연구 결과에 따르면, BMI 30~35의 1단계 비만은 수명이 2~4년 단축됐고, 40~45의 고도 비만에서는 수명이 8~10년 단축되는 효과가 있었다. 이는 흡연이 미치는 수명 단축 효과와 비슷한 수준이다. 1980년대 이후 비만, 특히 고도 비만은 관상동맥 질환, 뇌졸중, 제2형 당뇨병 등의 발생 위험도를 크게 늘리며 수명을 단축시킨다는 사실이 확고히 정립되었다.

현대의 비만이 환경적 요인, 즉 과도한 영양 섭취 및 운동 부족에 기인하는 것은 분명한 사실이지만, 개인마다 유전적 요인으로 비만에 대한 감수성이 크게 달라지곤 한다. 즉 동일한 환경 조건에서도 사람마다 비만에 취약할 수도, 그렇지 않을 수도 있다. 그렇다면 비만에 영향을 주는 유전적 요인은 어떻게 연구되기 시작했을까?

비만의 유전학과 렙틴

비만 관련 유전학 연구는 1949년 미국의 잭슨 연구소 Jackson Laboratory에서 체중이 매우 많은 돌연변이 마우스가 발견되면서 시작되었다. 이 돌연변이 마우스는 출생 21일째에 체중이 16그램이었으며(정상 마우스는 이때 12그램이다), 10개월 정도에는 정상 마우스의 무려 3배에 달하는 90그램이 되었다. 연구진은 이 돌연변이 마우스에 'obese'라는 이름을 붙였다. 1966년에는 비만과 당뇨가 동시에 나타나는 열성 돌연변이 마우스가 발견되었고, 이 돌연변이에는 당뇨병의 이름을 따서 'Diabetes'라는 이름이 지어졌다.

이렇게 단일 유전자의 돌연변이로 포유류에서 비만이 초래된다는 사실이 알려졌지만, 해당 유전자가 만드는 단백질, 돌연변이가 비만을 유발하는 기전 등은 오랫동안 밝혀지지 않았다.

마침내 1994년 인체에서 마우스의 obese 돌연변이를 일으키는 유전자와 유사한 인간 버전의 유전자도 발견되었다. 이 유전자는 아미노산 169개로 이루어진 단백질을 만들며, 이 단백질은 식사 후 지방세포와 소장 세포에서 분비되는 호르몬으로써 뇌에 작용해 포만감을 느끼게 한다. 이 호르몬에는 렙틴leptin이라는 이름이 붙었다. obese 돌연변이 마우스는 이 단백질에 돌연변이가 생겨 호르몬이 제대로 기능하지 못하면서 먹이를 먹어도 포만감을 느끼지 못했다. 이에 따라 먹이를 많이 섭취해서 비만이 된 것이다.

그렇다면 렙틴을 인식하여 뇌에서 포만감을 느끼게 하는 수용체는 어떤 유전자일까? 렙틴이 발견되고 1년이 지나서 렙틴과 결합하는 수용체를 만드는 유전자가 발견되었으며, 이 유전자는 렙틴 수용체Lep-R로 명명되었다. 앞서 언급한 마우스에서 비만과 당뇨병을 유발하는 돌연변이인 Diabetes가 렙틴 수용체에 생기는 돌연변이라는 사실도 밝혀졌다. 렙틴에 생기는 돌연변이와 마찬가지로 렙틴 수용체에 돌연변이가 생기면 포만감 신호가 전달되지 않아 음식물을 섭취해도 포만감을 느끼지 못하고, 계속 음식물을 과하게 섭취하게 되어 결국 비만이 유도된다.

이와 함께 인간 유전학 연구를 통해 돌연변이 발생 시 비만을 유발하는 유전자들이 속속 발굴되었다. POMC(프로오피오멜라노코틴Proopiomelanocortin), AGRP(아고티 연관 단백질Agouti-related protein), MC4R(멜라노코틴 4 수용체Melanocortin 4 receptor) 등의 유전자로, 이들은 모두 렙틴에 의해 매개되는 포만감을 감지하는 신경 회로와 관련되어 있었다.

그림 12-1은 식욕을 억제하는 렙틴과 식욕을 촉진하는 그렐린이 작용하는 과정이다. 그렐린은 위에서 분비되며 식욕을 촉진하는 호르몬이

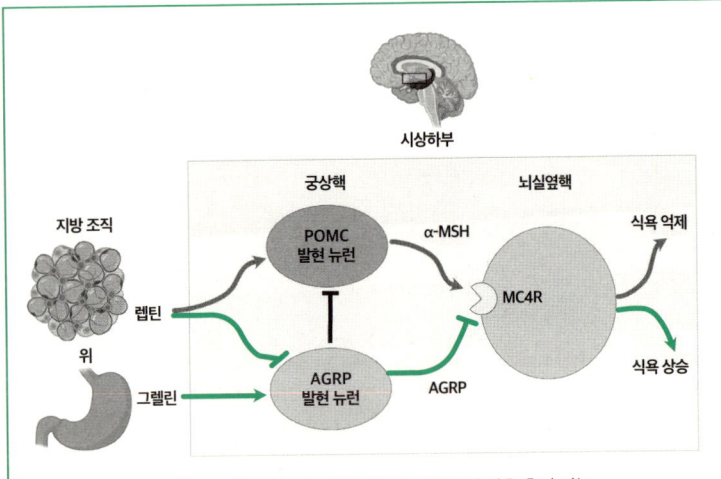

그림 12-1 렙틴의 식욕 억제 기능과 그렐린의 식욕 촉진 기능

지방조직에서 분비되는 렙틴은 뇌의 시상하부의 궁상핵(arcuate nucleus)에 존재하는 두 종류의 뉴런에 의해 인식된다. 한편 그렐린은 AGRP 발현 뉴런을 활성화하여 포만감을 느끼는 뉴런을 비활성화하고 식욕을 유발한다.

다. 렙틴은 대뇌의 시상하부에 있으며 렙틴 수용체를 가진 두 종류의 뉴런에 의해 인식된다. POMC가 발현되는 뉴런과 AGRP가 발현되는 뉴런이다. POMC가 발현되는 뉴런에서는 렙틴을 인식하여 식욕 억제 신호를 뇌실옆핵에 있는 MC4R 발현 뉴런에 전달하고 포만감을 느끼게 한다.

뉴런에 있는 렙틴 수용체가 렙틴을 인식하면 두 뉴런은 시상하부hypothalamus의 뇌실옆핵paraventricular nucleus에서 MC4R을 발현하는 뉴런에 신호를 전달한다. 뉴런이 작동하면 렙틴의 식욕 억제 효과가 나타난다. 또한 렙틴은 식욕 유발 신호를 전달하는 AGPR 발현 뉴런에 인식되면 신호 전달을 억제한다. 렙틴과 렙틴 수용체 유전자가 제대로 기능하지 못하면 어렸을 때부터 비만이 될 수 있고, 당뇨 등의 질병이 발생할 확률도 높아진다. 그러나 이러한 유전 변이의 발생 빈도는 인구 전체적으로 매우 희귀한 편이다.

그렇다면 인구 집단에서 발생하는 비만을 이러한 유전자로 설명할 수 있을까? 일반적인 비만은 소아 때부터 꾸준히 이어지기보다는 나이가 들면서 일어나는 경향이 많다. 희귀하게 발견되는 단일 유전자의 돌연변이로 인한 비만과는 달리, 일반적인 비만은 발생 빈도가 매우 높다. 앞서 심혈관 질환의 유전적 요소를 다루며 설명했듯 우리 주변에서 볼 수 있는 대부분의 비만도 하나의 유전자보다는 수많은 유전자가 복합적으로 기여하는 '다인자 유전' 현상이다.

인간 게놈 프로젝트 이후 GWAS 연구를 통해 심혈관 질환에 관련된 새로운 유전자가 발견된 것처럼, 비만도 GWAS가 진행되었다. 초기에 약 5,000명의 비교적 적은 대상으로 진행된 GWAS 연구에서는 오직 하나의 유전자 FTO만 비만과 유의적으로 관련 있는 것으로 밝혀졌다. 최근 연구에서는 샘플 규모가 80만 명으로 늘어나 통계적 검정력이 높아지면서 약 750개의 유전자위 loci가 비만과 관련된다는 것을 알게 되었다. 하지만 현재까지 발견된 유전 변이만으로는 연구 대상에서 나타난 BMI 변화의 약 6%, 즉 유전과 환경 요소에 기인한 극히 일부 비만만 설명할 수 있다.

그렇다면 GWAS로 발굴된 이러한 유전자가 비만에 미치는 영향을 어떻게 해석할 수 있을까? GWAS를 통해 가장 처음 발굴되었으며 이후 많은 연구에서 비만과 관련성이 가장 높다고 알려진 FTO 유전자위는 m6 메틸기 제거라는 효소 활성을 가진 단백질을 만든다(m6 메틸기는 RNA의 아데닌에서 흔히 발견된다). 실험 결과 FTO 유전자를 낙아웃시킨 생쥐는 지방 함량과 체중이 줄었고, 반대로 FTO 유전자를 과발현시킨 생쥐는 체중이 증가했다. 그러나 인간 체내에서 FTO 유전자가 비활성화된 돌연변이에는 발달 장애와 여러 이상이 보고되었다.

그렇다면 mRNA의 메틸기를 제거하는 효소는 어떻게 체중과 비만에 관련될까? 이후 m6 메틸기가 달린 아데닌 m6A이 유전자의 발현 조절에 미치는 중요한 역할과 생화학적 기능이 좀 더 알려졌다. FTO는 지방 형성에 관련된 호르몬 및 관련 유전자의 m6A 수준을 조절하여 이들의 유전자 발현을 조절하고 지방 대사에 영향을 준다. 그러나 FTO 유전자위에서 발견된 비만에 영향을 미치는 변이 중 상당수는 FTO 유전자 외에도 인근에 존재하는 다른 유전자의 발현에 영향을 준다. 따라서 아직은 어떤 기전으로 FTO가 비만과 관련되어 있는지는 완전히 알려지지 않았다고 보는 편이 정확할 것이다. 어쨌든 GWAS 연구로 밝혀진 비만 관련 유전 변이들은 개별적으로는 큰 영향을 끼치지 않지만, 총합으로는 인구 집단에서의 비만을 어느 정도 설명할 수 있다. 그러나 특정인의 비만 정도를 현재까지 밝혀진 유전적 요소로 설명하는 것은 매우 제한적이다. 결론적으로 비만은 유전적 요소도 분명히 관여하지만 강한 환경적 원인이 작용해서 나타난 결과물이기 때문이다.

13

당뇨와 대사증후군

12장에서 비만이 당뇨와 고지혈증 등의 질환과 빈번히 같이 일어난다는 사실을 알아봤다. 그렇다면 비만과 이러한 질병들은 왜 빈번히 동반되고, 서로 어떤 영향을 미칠까? 20세기 중반부터 의사들은 비만이 죽상경화증, 당뇨, 신장질환 등과 연관되어 있음을 눈치챘고, 식이요법으로 체중을 줄이면 당뇨, 혈중 콜레스테롤, 중성지방 같은 수치가 개선된다는 것을 경험했다.

1977년 독일의 의사 헤르만 할러Herman Haller가 대사증후군metabolic syndrome이라는 용어를 처음 사용했다. 헤르만 할러는 동맥경화증의 위험 인자인 비만, 과다콜레스테롤혈증, 고혈압, 당뇨 등을 연구하면서 이것들이 동시에 존재하면 위험 빈도가 높아진다고 주장했다. 그렇게 대사증후군을 비만, 당뇨, 과다콜레스테롤혈증, 고요산혈증(혈액 내에 요산 농도가 과잉되는 증상), 지방간 등의 증상이 동반되는 것으로 정의했다.

1988년 미국의 내분비학자 제럴드 리븐Gerald Reaven은 제2형 당뇨병의 특징인 인슐린 저항성insulin resistance이 복부비만, 당뇨, 중성지방 증가, HDL 감소, 고혈압의 근본 원인이라고 주장하며 이러한 증상을 'X 신드롬'으로 부르기 시작했다. 1998년 WHO도 대사증후군을 "제2형 당뇨병이나 포도당 내성 문제 등의 인슐린 저항성이 존재하는 상황에서 비만, 고지혈증, 고혈압, 미세단백뇨 등의 증상 중 2개가 동시에 나타나는 현상"으로 정의했다. 이에 따라 제럴드 리븐이 처음 주창한 'X 신드롬'은 일반적으로 대사증후군으로 불리게 된다.

그렇다면 인슐린 저항성은 무엇이고 어떤 현상을 야기할까? 이를 이해하려면 먼저 인슐린의 역할을 알아봐야 한다.

인슐린의 기능과 인슐린 저항성

인간이 섭취한 탄수화물은 체내에서 분해되어 포도당 형태로 혈관에 흡수된다. 이렇게 흡수된 포도당은 우리 몸의 세포에서 분해되어 에너지원으로 사용되는데, 포도당의 수준을 지속적으로 유지하는 것이 중요하다. 우리가 음식물을 섭취하면 곧바로 혈중 포도당 수준이 매우 높아진다. 만약 포도당을 모두 소모한다면 식사하자마자 금방 에너지가 떨어질 것이다. 이를 방지하고자 여분의 포도당은 간, 근육, 지방조직에서 글리코겐으로 합성되어 저장되거나 소모된다. 췌장에서 분비되는 호르몬인 인슐린insulin이 이 과정을 촉진한다. 이외에도 인슐린은 지방조직에서 지방 분해를 억제하고, 간 및 지방조직에서 지방산 합성을 촉진한다.

한편 인슐린과 반대 역할을 하는 호르몬이 글루카곤glucagon이다. 글루카곤은 혈당 수준이 낮아지면 글리코겐 분해를 촉진해 포도당을 만들고 혈당 수준을 높인다. 정상적인 경우라면 인슐린과 글루카곤이 작용하여 혈당 수준이 유지된다.

그렇다면 인슐린 저항성이란 무엇일까? 인슐린 저항성이란 정상적이라면 인슐린에 반응하여 포도당 소비를 높이고 글리코겐 합성을 촉진해야 할 세포들이 인슐린에 잘 반응하지 않는 현상을 말한다. 이럴 때는 췌장에서 혈당 수준을 감지하여 좀 더 많은 인슐린을 분비하고 혈중 인슐린 수준은 점점 높아진다. 이런 상태에서 혈당이 낮아지면 큰 문제는 없으나 세포에서 인슐린에 대한 반응성이 점점 낮아지면 결국 혈당 수준이 올라간다. 이는 제2형 당뇨병의 원인이 된다.

인슐린 저항성은 어떻게 혈액 내 이상지질혈증(LDL 콜레스테롤이 증가하고 HDL 콜레스테롤은 감소하는 상태)의 원인이 될까? 인슐린 저항성 때문에 지방조직이나 근육에서 인슐린이 제대로 작용되지 않으면 지방조직에서 지방 분해 및 간으로의 지방산 유입이 증가한다. 이렇게 되면 간에서 트리글리세라이드 합성이 증가하고, 결국 초저밀도 지질 단백질Very Low Density Lipoprotein, VLDL이라고 부르는 지질 입자의 생성이 급격히 늘어난다.

초저밀도 지질 단백질은 트리글리세라이드 70%, 단백질 10%, 콜레스테롤 10%, 기타 지방 10%로 구성되어 있다. 따라서 트리글리세라이드가 10% 미만인 LDL보다 트리글리세라이드 함량이 월등히 높다. 즉 인슐린 저항성 때문에 간에서 과다 합성된 트리글리세라이드가 배출되는 것이다. 혈액 내에 초저밀도 지질 단백질 형태로 배출된 트리글리세라이드는 지단백질 리페이즈에 의해 지방산으로 분해되고, 지방산은 각종 조직으로 흡수된다. 초저밀도 지질 단백질의 트리글리세라이드가 소모되면 초저밀도 지질 단백질은 저밀도 지단백질 LDL로 바뀐다.

LDL은 1부에서 알아본 대로 죽상경화증의 주원인이며 다양한 크기와 1.019~1.063kg/L의 비중을 가진 입자다. 비중에 따라 LDL은 3가지로 나뉜다. 이 중 표면적이 좁고 밀도가 가장 높은 LDL을 sdLDL small dense LDL이라고 따로 부르기도 한다. 초저밀도 지질 단백질로부터 형성된 LDL은 주로 sdLDL이며, 다른 LDL에 비해 혈액 내에서 동맥벽을 잘 투과하고 산화되기 쉽다. 결국 sdLDL은 염증 반응을 악화하고 거품 세포를 형성하며 동맥경화증을 유발한다. 흔히 LDL을 '나쁜 콜레스테롤'이라고 칭한다면 sdLDL은 '가장 나쁜 콜레스테롤'이라고 할 수 있다.

인슐린 저항성은 고혈압의 원인이 되기도 한다. 인슐린은 혈압 조절에서 핵심 역할을 하는 신장에서의 소듐 재흡수 과정을 증가시킨다. 인슐린 저항성으로 혈중 인슐린 수준이 증가하면 결과적으로 혈압도 상승한다. 인슐린은 혈관 내피세포에서 일산화질소(NO)를 형성하고,

형성된 일산화질소는 혈관 평활근에서 이완을 유도한다(11장 참조). 따라서 인슐린 저항성은 인슐린에 의한 혈관의 확장 효과 감소를 유발하고 결과적으로 혈압 상승에 기여하게 된다.

과영양 상태와 대사증후군

지금까지 대사증후군의 주원인으로 의심되는 인슐린 저항성이 어떻게 고지혈증 및 고혈압을 유발하는지 알아보았다. 그렇다면 인슐린 저항성은 어떤 이유로 발생할까?

인슐린 저항성의 가장 큰 원인으로 거론되는 것은 음식물 과다 섭취 및 운동 부족으로 인한 '과영양 상태'다. 정상적인 경우라면 지방산은 간의 미토콘드리아에서 산화되며 에너지원으로 사용된다. 반면 소모하는 에너지에 비해 너무 많은 영양 성분이 체내에 공급되면 지방산의 원료가 축적되어 다이아실글리세롤Diacylglycerol, 세라마이드Ceramide, 트리글리세라이드의 합성으로 이어진다.

이렇게 과잉 축적된 다이아실글리세롤이나 세라마이드는 스트레스 조절 세린 인산화효소stress-regulated serine kinase를 활성화한다. 이후 스트레스 조절 세린 인산화효소는 인슐린 수용체를 인산화하여 인슐린에 대한 반응을 떨어뜨린다. 또한 과영양 상태에서는 세포 내에 단백질과 지질이 합성되는 소포체가 과부하되고, 이로 인해 제대로 접히지 않은 단백질들이 형성된다. 소포체에서 발생하는 스트레스 신호는

IRE1이라는 단백질에 의해 감지되며, 이 또한 스트레스 조절 세린 인산화효소의 활성을 초래한다.

한편 과영양 상태일 때는 근육에서도 인슐린에 대한 반응이 억제된다. 근육의 주요 역할인 근육 수축을 위해서는 많은 에너지가 소요되며, 이러한 에너지 중 상당수는 지방산 분해로 일어난다. 예를 들어 운동할 때는 미토콘드리아에서 에너지를 만들어 내는 TCA 회로가 원활하게 돌아가고, 분해되는 지방산 유래 물질들도 TCA 회로를 통해 산화되어 에너지로 전환된다.

그러나 충분한 운동 없이 과영양 상태로 지방산이 매우 많이 공급되면 지방산의 중간 분해산물이 산화되는 데 필요한 TCA 회로의 대사산물이 부족해진다. 결국 지방산 분해의 중간 대사산물이 근육에 축적된다. 이러한 중간 산물은 스트레스 조절 세린 인산화효소를 활성화하여 결과적으로 근육 조직에서 인슐린 내성을 유도한다. 즉 과도한 영양 공급 및 운동 부족은 과영양 상태를 초래하고, 이로 인한 대사 부담 metabolic burden이 인슐린에 대한 반응을 줄이게 된다.

염증 반응과 대사증후군

최근에는 지방조직에서 매개되는 염증 반응, 그리고 인슐린 저항성과 대사증후군의 관계가 주목받고 있다. 사실 염증 반응과 당뇨병의 관계는 19세기 후반부터 알려져 있었다. 1876년 소염 작용을 하는 버드나무 유래 추출물질인 소듐 살리실산을 복용하면 당뇨병 증상이 사라진다는 사실이 발견되었다. 1957년 인슐린으로 치료받던 당뇨병 환자에게 같이 앓고 있던 류머티즘 관절염 치료를 위해 고농도의 아스피린을 투여하자 인슐린 투여가 필요 없게 된 사례도 있었다. 이러한 사례는 염증, 당뇨병, 인슐린 저항성이 서로 밀접하게 연관되어 있다는 증거였다.

그러나 인슐린 저항성과 염증 반응의 직접적인 연결은 1993년에서야 발견된다. 비만 상태인 돌연변이 생쥐의 지방조직에서는 정상 생쥐의 지방조직보다 높은 수준의 염증 반응을 일으키는 사이토카인인 TNF-α^{Tumor Necrosis Factor alpha}(종양괴사인자)가 발현되고 있었다. 이후 TNF-α의 처리와 저해를 통해 TNF-α에 의한 염증 반응 개시가 인슐린 저항성과 관련 있다고 밝혀졌다. 이후 지방세포에서 다양한 사이토카인이 분비되고, 이러한 사이토카인 때문에 대식세포^{macrophage} 등의 면역세포가 지방조직으로 유도되며, 이렇게 지방조직으로 들어온 면역세포들은 염증 관련 물질들을 다시 분비한다. 복부지방조직^{visceral adipose tissue} 및 피하지방조직^{subcutaneous adipose tissue} 모두에서 대식세포 수가 증가하며, 이러한 대식세포는 괴사한 지방세포를 둘러싸는 형태로 존재한다. 지방조직에는 대식세포 외에도 각종 T세포, B세포, 자연살해세포^{natural killer cell} 등 다양한 면역세포가 있다.

그렇다면 비만과 고지방식 등은 염증 반응과 어떻게 관련되어 있으며, 염증 반응은 어떻게 인슐린 저항성을 유도할까? 알려진 바에 따르면 고지방식에 포함된 팔미트산 등의 포화지방산은 지방세포나 대식

세포 등에서 염증 반응을 유도한다. 또한 비만으로 지방조직이 급격히 팽창하면 혈관이 제대로 형성되지 않아 지방조직에 산소가 충분히 공급되지 않는다. 이후 지방세포는 일종의 저산소증^{hypoxia} 상태를 보이며, 이 상태에서 활성 산소를 형성한다. 이렇게 형성된 활성 산소, 스트레스 조절 세린 인산화효소, 세라마이드 등의 물질은 대표적인 염증 신호 전달 경로인 JNK^{c-Jun N-terminal Kinase} 및 IKK/NF-κB 경로의 활성화를 초래한다.

염증 신호 전달 경로가 인슐린 저항성을 유도하는 기전에는 인슐린 수용체를 인산화하여 인슐린 수용체의 기능을 직접적으로 비활성화하는 경로와 염증 신호를 활성화하는 전사 활성화를 통하여 인슐린 저항성을 간접적으로 유도하는 경로가 있다. 우선 인슐린 수용체를 직접적으로 비활성화하는 기전인 JNK 또는 IKK에 의한 경로부터 살펴보자.

JNK는 인슐린 수용체^{IRS-1}의 세린(마우스는 307번째 세린, 인간은 312번째 세린)을 인산화하여 인슐린 수용체의 인슐린 신호 전달을 억제한다. IKK 경로는 인슐린 수용체를 직접적으로 인산화하여 인슐린 저항성을 유도하기도 하고, 염증 관련 전사 인자인 NF-κB를 활성화하여 염증 관련 단백질인 TNF-α 및 IL-1β 등의 사이토카인 발현을 촉진함으로써 염증 반응의 수준을 높인다. 또한 인슐린 신호 전달을 억제하기도 한다.

이러한 염증 반응은 지방조직을 넘어서 간, 근육, 혈관에 전체적인 영향을 준다. 즉 지방조직의 염증 반응으로 유래된 사이토카인이나 염증 관련 물질은 간이나 근육에서 만성 염증을 유발하고, 이로 인해 인슐린 저항성이 더욱 높아진다. 혈관에서 죽상경화증의 발생 위험도도 올라간다.

염증 반응이 대사증후군의 주원인인 인슐린 저항성과 관련된다는 사실이 밝혀지자 이러한 염증 반응을 약물로 통제하여 인슐린 저항성 및 제2형 당뇨병을 치료할 수 있는지 알아보게 되었다. 앞서 말한 대로 염증 반응과 인슐린 저항성의 관계가 처음 밝혀진 계기도 살리실산 등의 소염 진통제 복용으로 제2형 당뇨병 증상이 호전되었다는 보고 때문이었다. 2012년 연구에서는 2개의 에스테르화 살리실산이 결합된 약물인 살사레이트Salsalate를 복용했을 때 혈당 수준이 내려가고 인슐린 저항성 수준이 완화되었다는 결과가 나왔다. 그러나 살사레이트가 죽상경화증 등의 심혈관 질환의 위험성을 낮추었다는 보고는 아직 없다.

이외에 류머티즘 관절염에 사용되던 항염증 약물인 메토트렉세이트Methotrexate를 제2형 당뇨병이나 대사증후군 환자를 대상으로 투여하는 방법도 시도되었다. 그러나 메토트렉세이트를 투여해도 염증 반응의 지표가 되는 IL-1β, IL-6의 수준이 낮아지지 않았으며, 심혈관 질환의 위험도 감소에도 별다른 효과가 없었다.

또 다른 시도는 특정한 염증 반응에 관여하는 단백질을 억제하는 생물학적 제제 biological therapeutic를 이용하는 것이다. 최초로 시도된 것은 TNF-α에 결합하여 이의 기능을 억제하는 항체 의약품이었다. 그러나 TNF-α의 기능을 억제하는 항체 억제제는 제2형 당뇨병 환자와 비만 대사증후군 환자의 인슐린 저항성을 개선하지 못했다. IL-1β에 결합하여 이의 기능을 억제하는 항체 의약품인 카나키누맙^{Canakinumab}은 심혈관 질환의 발생 위험을 위약군 대비 15% 정도 낮추었다(카나키누맙은 일라리스^{Ilaris}라는 상품명으로 출시되었다).

카나키누맙은 혈중 LDL 수치 등에는 영향을 주지 않은 채로 죽상경화증 발생과 관련된 염증 반응에 크게 관여했다. 이는 염증 반응을 억제하는 것이 심혈관 질환 발생을 줄이는 효과적인 수단임을 의미한다. 다만 당뇨 환자의 발생 빈도는 위약군과 카나키누맙 투여군에서 유의적인 차이가 없었다. 따라서 항염증 요법만으로는 인슐린 저항성 개선과 제2형 당뇨병 예방을 하기는 쉽지 않을 것으로 보인다.

정리하자면 대사증후군이라는 개념이 등장한 이후 비만이 심혈관 질환, 당뇨, 고혈압, 신장질환 등과 어떻게 직접적으로 관련되는지 분자 수준의 기전을 통해 어느 정도 설명할 수 있게 되었다. 대사증후군의 근본 원인은 인체에서 소모되는 것보다 훨씬 많은 영양이 공급되는 과영양 상태다. 대사증후군을 해결하려면 과영양 상태를 해소하는 것이 급선무다. 즉 식단을 조절하여 영양 과잉 공급을 자제하고 운동으로 더욱 많은 에너지를 소모하는 '생활 습관 개선'이 필요하다.

14

비만 치료제의 새로운 가능성

앞서 살펴본 대로 비만의 근본적인 이유는 활동으로 소모되는 것보다 훨씬 더 많은 영양을 섭취하는 것이다. 즉 비만의 근본적인 해결책은 식습관 개선, 규칙적인 생활, 충분한 운동 등 생활 습관 개선이다. 그러나 과체중 및 비만은 단기적인 생활 습관 개선으로는 급격히 해결되지 않으며, 설령 단기간에 체중을 감량하더라도 오래 지나지 않아 원래 상태로 돌아오거나 그전보다 오히려 증량되기도 한다.

이렇듯 체중 감량이 어려운 것은 축적된 지방을 유지하려는 항상성homeostasis 기전이 우리 몸에 존재하고 있기 때문이다. 이러한 기전은 인류 조상이 오랜 기간 극심한 굶주림 속에서 살아가면서 생성되었다. 즉 과식, 최소한의 에너지 소비, 효율적인 영양 섭취, 물리적 활동을 줄여 에너지 소비를 억제하려는 성향, 그리고 지방조직으로 에너지를 저장하는 형질 등이 잘 발달하게 되었다. 그러나 이러한 항상성 관련 기전은 식량이 풍부해진 요즘에는 비만을 쉽게 유발하는 형질로 변모했다. 이렇듯 우리 몸에 체중을 유지하려는 여러 단계의 기전이 존재하므로 비만을 생활 습관 개선만으로 극복하기는 쉽지 않다.

12장에서 언급한 대로 WHO가 비만을 유행병이자 치료가 필요한 만성질환으로 규정한 상태에서 비만을 더 이상 개인의 의지력 부족으로만 탓할 수는 없다. 더욱 효율적인 비만과의 싸움을 위해 생활 습관 개선과 동시에 약물 수단의 필요성이 대두되고 있다. 현재까지 시도되고 있는 비만 약물 치료들은 무엇인지 알아보도록 하자.

최초의 비만 치료제 DNP

약물을 통해 비만을 치료하겠다는 시도는 20세기 중반부터 이루어졌다. 그러나 최근 개발된 몇몇 약물을 제외하면 비만 치료 약물 중에서 위약군에 비해 체중 감량 효과가 10%를 넘는 약물은 거의 없었다. 또한 그동안 사용된 약물 중 상당수는 과량 섭취 시 여러 부작용을 불러왔고, 약물 오남용으로 사망하는 사례도 종종 있었다.

이 중 대표적인 사례가 최초의 비만 치료제로 보고되어 잠시 사용되었던 DNP^{2,4-dinitrophenol}라는 약물이다. 1933년 스탠포드 의대의 모리스 테인터^{Maurice Lane Tainter, 1899-1991}는 DNP를 투여하면 대사가 촉진되어 더 많은 에너지가 소모되고, 이에 따라 실험동물에서 체중 감량 효과가 있다고 보고했다. 사실 DNP는 강력한 폭발성을 지닌 물질로 화약 제조 등에 사용되었다. 그 당시에는 약물에 대한 안전 평가가 미흡하여 실험동물에서 체중 감량 효과가 보고된 이후 불과 1년 만에 시판되어 인간 대상으로 사용되기 시작했다. 실제로 1년 만에 약 10만 명 이상의 사람이 DNP를 사용했고, 일주일에 최대 1.5kg의 체중 감량 효과를 보았다.

그러나 곧 DNP 사용이 여러 심각한 부작용을 불러온다는 사실이 보고되었다. 가장 흔한 부작용은 체온이 지나치게 올라가는 과체온hyperthermia 현상이었고, 비정상적으로 빠른 심장박동tachycardia, 백내장cataract 등도 보고되었다. 또한 사람마다 독성이 나타나는 용량이 달랐다. 이로 인해 DNP 복용으로 인한 사망 사례가 보고되기 시작하자, 결국 1938년 FDA는 DNP 사용을 금지했다. 그러나 체중 조절 목적의 사용이 금지된 후에도 DNP 오용에 따른 사망 사고가 꾸준히 보고되었다. 특히 지방을 빠르게 연소시킨다는 특성 때문에 보디빌더들이 DNP를 복용하다가 사망하는 사고가 현재까지도 이어지고 있다. 미국의 경우 2013년에서 2020년까지 최소 24건의 DNP 오용 사망 사고가 일어난 것으로 추정된다.

그렇다면 DNP는 어떤 기전으로 체중을 줄일까? DNP는 ATP를 형성하는 '발전소' 역할의 미토콘드리아에서 에너지를 만드는 기전에 작용한다. 미토콘드리아에서 ATP를 형성하는 과정은 이중막으로 된 미토콘드리아의 막 구조와 관련이 있다. 미토콘드리아 내부에서 물질이 산화되며 나오는 에너지는 생체막 사이의 공간에 양성자(H^+)의 형태로 저장된다.

생체막을 건너서 형성된 양성자 농도의 차이는 전기 에너지 형태로 변환되어 ATP 합성효소를 작동시키는 원동력이 되고, 이후 화학적 에너지인 ATP 형성으로 변환되어 세포에서 사용된다. 반면 DNP는 양성자와 결합하여 생체막을 투과하는 능력이 있고, 결과적으로 이를 통해 양성자 농도의 차이를 줄인다. 즉 세포에서 ATP를 생산하고자 미토콘드리아 내에 '충전'해 놓은 양성자 형태의 전기 에너지를 '방전'시켜 에너지 소모를 늘리는 것이다. 이러한 작용 기전은 미토콘드리아 언커플러 Mitochondria Uncoupler라고 부른다.

문제는 DNP가 미토콘드리아 외에도 세포막에서의 양성자 투과에 영향을 주며, 이러한 특성이 DNP 독성의 원인이 된다는 것이다. 비록 DNP는 독성 때문에 지금은 비만 치료에 쓰이지 못하지만, 미토콘드리아의 양성자 투과성을 조절하여 에너지 소모를 늘리는 기전으로 비만 치료를 할 수 있을까 하는 가능성은 여전히 연구되고 있다. 실제로 최근 발견된, 미토콘드리아에만 특이적으로 작용하여 양성자 투과를 조절하는 물질인 BAM15는 실험동물에서 비만을 억제하고 인슐린 저항성도 개선했다. 이러한 결과는 미토콘드리아의 양성자 투과성을 조절하는 물질이 향후 비만 치료제로 개발될 수도 있음을 암시한다. 물론 어떤 물질이든 실용화되려면 비만 치료 효과는 기본이고, DNP와 같은 독성 문제가 없어야 할 것이다.

향정신성 식욕억제제

현재 사용되는 비만 치료제는 크게 2가지로 나뉜다. 첫 번째는 에너지 소모를 늘리거나 에너지 흡수를 줄여, 몸에서 흡수하는 총 에너지가 감소하는 방식으로 잉여 영양을 줄이는 것이다. 두 번째는 식욕을 낮추어 음식 섭취량을 줄이도록 유도하는 것이다.

후자에 속하는 약물 중 상당수가 뇌신경계에 영향을 주는 향정신성 의약품, 특히 교감신경에 작용하여 도파민 재흡수 억제제 또는 도파민 분비 촉진제로 작용한다. 이러한 약물의 대표적인 물질로는 암페타민Amphetamine, 메스암페타민Methamphetamine, 그리고 현재까지 식욕억제제로 사용되는 펜터민Phentermine이 있다. 이러한 식욕 억제제는 향정신성 의약품의 특징인 약물 의존성 때문에 장기 복용이 금지되어 있으며, 두통, 수면장애, 초조함, 우울증 등과 같이 정신신경계에 미치는 부작용이 잘 알려져 있다.

1887년 처음 합성된 암페타민은 1930년대부터 각성, 혈압 상승, 기면증narcolepsy 환자의 수면 시간을 줄이는 효과 등으로 주목받기 시작했다. 이후 암페타민을 투여받은 기면증 환자에게서 체중 감량 효과가 관찰되고, 1938년 암페타민의 체중 감량 효과가 보고되면서 널리 사용되기 시작했다.

암페타민은 20세기 중반에 갑상샘 호르몬제, 변비 완화제, 이뇨제, 강심제 디지탈리스 등 다른 약물과 함께 혼합된 복합제 방식의 다이어트 약물로 판매되었는데, 초록, 파랑, 분홍, 노랑 등 다양한 색을 띠는 알약 형태였다. 이러한 외형 때문에 통칭 '레인보우 필'Rainbow Pill로 불리곤 했다. 그러나 레인보우 필은 오남용으로 인한 사망 사고가 빈번했으며, 암페타민의 경우 여러 부작용(불면증, 혈압 상승, 심장 박동 수 증가)과 중독성 문제도 심각했다. 결국 1968년 미국 상원에서 레인보우 필의 안전성에 대한 청문회가 열렸고, 1970년 FDA는 레인보우 필처럼 암페타민이 함유된 다이어트 약물의 판매를 규제하게 되었다.

한편 메스암페타민은 암페타민의 유도체로, 암페타민보다 각성 효과가 더욱 강력했다. 제2차 세계대전 중에는 연합군과 추축국에서 피로회복제 및 각성제로 널리 사용되었으며, 암페타민과 마찬가지로 체중 감량 효과를 보였다. 그러나 메스암페타민은 강력한 중독성 때문에 많은 문제를 일으켰고, 일본에서는 1951년, 미국과 한국에서는 1970년대 초부터 사용이 금지되었다(한국에서 메스암페타민은 일본 내 메스암페타민의 상표명인 '히로퐁' 또는 '필로폰'으로 잘 알려져 있으며 서구에서는 'Meth'라는 약칭으로 알려져 있다).

현재까지 사용되는 암페타민 유도체 성분의 다이어트 약물은 펜터민으로, 암페타민과 매우 유사한 구조다. 작용 기전도 암페타민과 유사하게 뇌 시상하부에서 작용하여 배고픔의 인식을 억제한다. 하지만 펜터민도 장기적으로 복용하면 중독을 일으키는 탓에 4주 이상의 장기 복용은 권장되지 않는다. 또한 펜터민은 뇌전증 및 편두통에 사용되는 항경련제인 토피라메이트Topiramate와 병용하면 식욕 억제 효과가 강화된다고 알려져 있다.

지방 흡수 억제제

또 다른 비만 치료제 계열은 지방 분해효소 억제제로, 위장 및 췌장에서 분배되는 지방 분해효소 lipase를 억제한다. 지방 분해효소는 중성지방(트리글리세라이드)을 지방산으로 분해하는 반응을 촉매한다. 지방 분해효소의 활성이 억제되면 중성지방 흡수가 막히고, 결과적으로 지방을 분해해서 얻는 칼로리가 흡수되지 않아 칼로리 자체가 줄어들어 체중 감량 효과가 나타난다.

가장 널리 사용되는 지방 흡수 억제제는 오르리스타트 Orlistat이며, 상품명인 제니칼 Xenical로 알려져 있다. 오르리스타트의 시발점이 되는 물질은 1987년 스위스의 제약회사 호프만 라 로슈의 연구진이 스트렙토마이시스 톡시트리시니 Streptomyces toxytricini라는 방선균에서 분리한 립스타틴 Lipstatin이다. 립스타틴은 췌장 유래의 지방 분해효소를 억제하는 물질이었다. 불포화 탄소로 구성된 립스타틴을 좀 더 간단하게 만든 립스타틴의 유도체인 테트라하이드로립스타틴 tetrahydrolipstatin은 비만 치료제로 개발되어 오르리스타트라는 성분명의 약물이 되었다.

1998년에 발표된 오르리스타트의 임상시험 결과, 오르리스타트와 식이요법을 병용한 투여군은 식이요법만 진행한 대조군에 비해 체중을 약 3.9kg 감량했다. 이러한 효과에 근거하여 120mg 용량의 오르리스타트는 1999년 식이요법과 동반된 비만 치료제로 FDA에서 판매 승인을 받았으며, 제니칼이라는 상품명으로 출시되었다. 2007년 저용량(60mg)의 오르리스타트는 약국에서 의사 처방 없이 구입할 수 있는 일반의약품 over the counter drug, OTC이 되었다.

오르리스타트는 기존의 향정신성 식욕 억제제에서 발견된 여러 부작용이 없다는 장점이 있다. 오르리스타트의 부작용은 중성지방이 제대로 소화되지 않고 배설 시 배출되며 지용성 비타민 흡수율도 감소한다는 것이다.

GLP-1 유사체의 비만 억제 효과
: 리라글루티드와 세마글루티드

인크레틴 incretin은 섭취한 음식물이 장으로 들어간 이후에 위장관에서 분비되어 췌장에서 인슐린 분비를 늘리는 펩타이드 호르몬이다. 현재까지 알려진 인크레틴으로는 GLP-1(글루카곤 유사 펩타이드 1 Glucagon-like peptide 1)과 GIP(가스트린 저해 펩타이드) 두 종류가 있다.

장에서 음식물이 흡수되면 혈당 수치가 급격히 올라가므로, 인크레딘은 이를 낮추고자 인슐린 분비와 함께 여러 기관에서 다양한 반응을 촉진한다. 췌장에서는 인슐린 합성과 분비를 촉진하며, 인슐린의 길항제로 작용하는 글루카곤의 분비는 낮춘다. 또한 위에서는 소장으로의 음식물 배출을 늦추며, 간에서는 글루코스 신생합성을 억제하고, 뇌에서는 식욕을 감소시킨다. 근육에서는 글루코스 흡수와 인슐린 민감성이 높아진다. 즉 장에서 음식물을 흡수할 때 혈당이 지나치게 높아지지 않도록 여러 준비를 해놓는 셈이다.

인크레틴의 기능 조절은 DPP-4(다이펩타이드 펩티데이즈 4^{Dipeptidyl peptidase 4})라는 효소에 의해 이루어진다. DPP-4는 펩타이드로 구성된 GLP-1과 GIP를 분해하는 단백질 분해효소로서, 분비된 인크레틴을 빠르게 분해한다. 따라서 인크레틴을 빠르게 분해하여 인크레틴의 효과는 분비된 지 약 5분만 지속된다.

만약 혈당이 제대로 조절되지 못하는 제2형 당뇨병 환자에게 인크레틴의 효과를 지속할 수 있도록 하면 혈당 조절이 좀 더 잘 이루어지지 않을까? 이러한 아이디어에 따라 인크레틴의 지속 시간을 늘리는 목적으로 DPP-4를 억제하는 소분자 물질이 개발되었고, 2006년 시타글립틴^{Sitagliptin}을 필두로 다수 화합물이 판매 허가를 얻어 제2형 당뇨병 치료제로 판매되고 있다(시타글립틴의 상품명은 자누비아^{Januvia}다).

한편 인크레틴의 효과를 지속적으로 유지하여 혈당을 줄이는 다른 전략도 시도되었다. 바로 GLP-1과 같은 인크레틴을 변형하여 DPP-4에 의한 분해를 줄이고 체내에서 오랫동안 지속되는 유사체를 만드는 것이었다. 이러한 전략으로 처음 등장한 것이 리라글루티드^{Liraglutide}다.

덴마크의 제약회사 노보 노디스크^{Novo Nordisk}가 개발한 리라글루티드는 GLP-1과 거의 유사한 아미노산 서열을 가지고 있어 체내에서 GLP-1과 동일하게 작용한다. 하지만 DPP-4에 의해 분해되지 않아 인크레틴으로써의 작용이 오래 지속된다. 리라글루티드에는 GLP-1에 없는 2가지 변형이 있는데, 첫 번째는 GLP-1의 34번째 아미노산

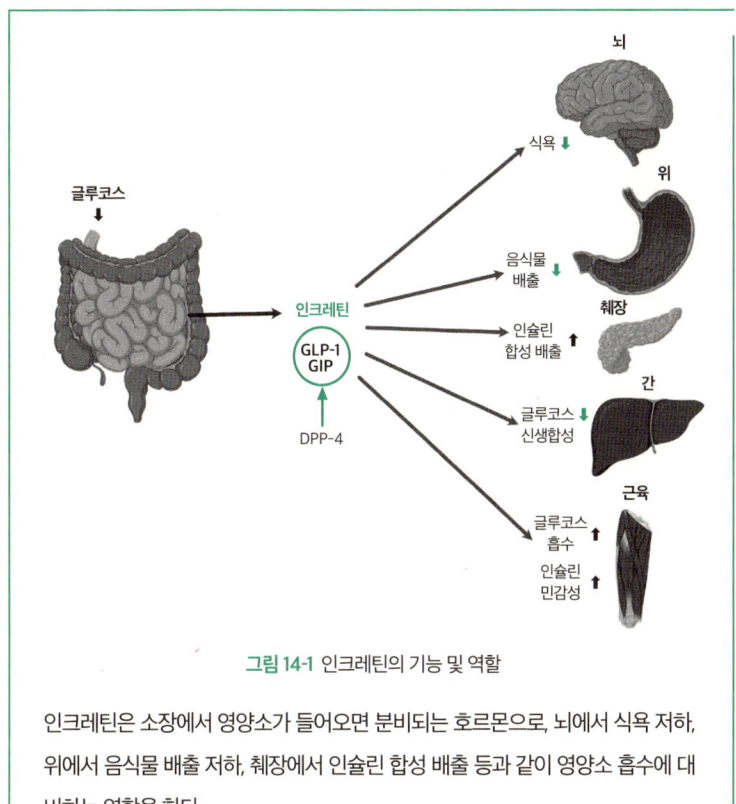

그림 14-1 인크레틴의 기능 및 역할

인크레틴은 소장에서 영양소가 들어오면 분비되는 호르몬으로, 뇌에서 식욕 저하, 위에서 음식물 배출 저하, 췌장에서 인슐린 합성 배출 등과 같이 영양소 흡수에 대비하는 역할을 한다.

인 라이신을 아르기닌으로 바꾼 것이고, 두 번째는 26번째 라이신에 14 탄소로 이루어진 지방산을 글루탐산과 함께 결합시킨 것이다. 펩타이드에 지방산을 결합하면, 펩타이드는 혈액 중에 풍부한 단백질을 알부민에 결합시킨다. 알부민과 펩타이드가 결합하면 단백질 분해효소에 의한 분해를 피할 수 있다. 이러한 변형으로 리라글루티드의 반감기는 13시간으로 늘어나서, 하루 한 번 주사로도 약효가 24시간 유지되었다.

리라글루티드는 2010년 제2형 당뇨병 치료제로 승인을 얻어 빅토자Victoza라는 이름으로 판매되기 시작했다. 이후 리라글루티드를 투여받은 제2형 당뇨병 환자 사이에서 체중 감량 효과가 나타나자, 이에 착안하여 제2형 당뇨병 환자가 아닌 비만 환자에게도 리라글루티드가 체중 감소를 유발하는지에 관한 연구가 진행되었다.

노보 노디스크는 제2형 당뇨병이 없는 상태에서 BMI이 30 이상이거나 고혈압, 이상지질혈증을 가진 BMI 27 이상인 환자를 대상으로 리라글루티드 3mg 투여군과 위약군을 나눠 임상시험을 진행했다. 리라글루티드 투여군과 위약군 모두 식이요법 및 운동을 병행했다. 연구 시작 후 1년이 지나자 리라글루티드 투여군은 체중이 평균 8.4kg 감소했고, 위약군은 2.8kg 감소했다. 투여군 전체에서 92%가 체중 감량을 경험했으며, 여기서 10% 이상 감소한 비율은 33.1%, 15% 이상 감소한 비율은 33.5%였다. 반면 위약군 중에 10% 이상 체중이 감소한 비율은 10.6%, 15% 이상 감소한 비율은 14.4%였다.

이렇듯 탁월한 체중 감량 효과에 힘입어 리라글루티드는 삭센다Saxenda라는 상품명으로 비만 치료제 사용 허가를 받았다. 국내에서는 초기 체질량지수BMI가 $30kg/m^2$ 이상인 비만 환자, 또는 하나 이상의 체중 관련 동반 질환(당뇨병 전단계, 제2형 당뇨병, 고혈압, 이상지질혈증)이 있으면서 초기 체질량지수가 $27~30kg/m^2$인 과체중 환자에게 식이요법 및 운동 보조제로 2017년부터 사용이 허가되었다.

리라글루티드는 반감기가 약 12시간, 효력은 약 24시간 지속되어 매일 주사를 맞아야 하는 불편이 있었다. 노보 노디스크는 리라글루티드의 단점을 개선하고 더욱 효과가 좋은 개선된 버전의 GLP-1 유사체를 만들고자 했다. 일단 알부민에 결합하는 지방산을 최적화하여 알부민에 대한 결합력을 높였다. 그리고 알부민에 결합하면 수용체인 GLP-1R에 의해 결합이 방해된다는 관찰에 근거하여 지방산과 라이신을 잇는 링커를 더 길게 연장하여 수용체와 알부민과의 결합력을 동시에 높였다. 그리고 8번째 아미노산을 자연계에서는 단백질에 사용되지 않는 비천연 아미노산인 2-아미노이소부틸산_{2-Aminoisobutyric acid, Aib}으로 치환하여 단백질의 분해를 좀 더 줄였다. 이러한 변화를 통해 반감기를 리라글루티드(12시간)보다 10배 이상 늘린 변이체를 만들었다. 이 약물은 세마글루티드_{Semaglutide}로 명명되었고 하루에 한 번 주사를 맞아야 했던 리라글루티드에 비해서 일주일에 한 번만 맞으면 되는 주사제였다.

2021년 보고된 임상 3상 시험에서 당뇨가 없는 비만 환자 1,961명은 운동, 식이요법과 더불어 일주일에 한 번씩 2.4mg의 세마글루티드 또는 위약을 투여받았다. 임상 시작 후 68주가 지나자 세마글루티드 투여군은 체중이 평균 14.9% 줄었으나, 위약군은 감소 비율이 2.4%였다. 5% 이상 체중이 줄어든 참가자는 세마글루티드 투여군은 86.4%, 위약군은 31.5%였다. 또 15% 이상 체중이 줄어든 참가자는 세마글루티드 투여군은 50.5%, 위약군은 4.9%였다.

세마글루티드의 부작용으로는 메스꺼움이나 설사 정도가 보고되었

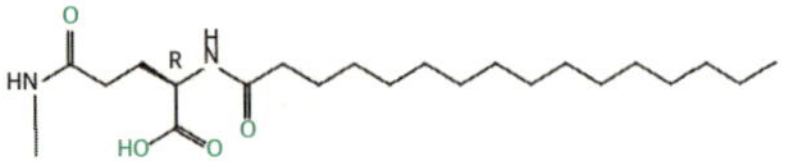

리라글루티드
(삭센다) 　HAEGTFTSDVSSYKEGQAAKEFIAWLVRGRG

세마글루티드
(위고비) 　HXEGTFTSDVSSYKEGQAAKEFIAWLVRGRG

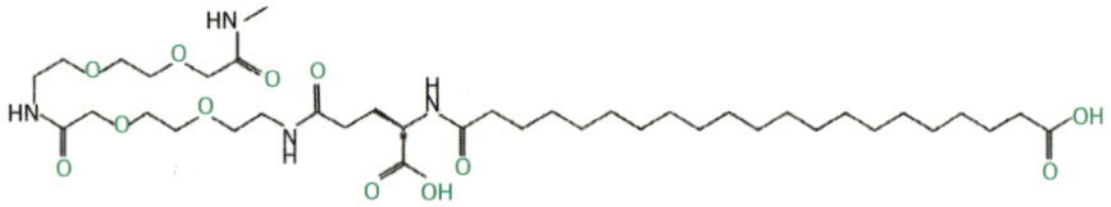

그림 14-2 리라글루티드(삭센다)와 세마글루티드(위고비)의 아미노산 서열

리라글루티드는 GLP-1에서 유래된 서열에 지방산을 결합시켜, 알부민과의 결합을 통해 혈액에서의 분해를 줄였다. 세마글루티드는 지방산을 최적화하여 알부민과의 결합을 더욱 높였고, 지방산과 펩타이드 사이에 링커를 삽입하여 수용체와의 결합 역시 높였다. 그리고 알파-아미노이소부틸산(X로 표시)이라는 비천연 아미노산을 삽입하여 혈액 내 분해를 더욱 줄여 반감기를 늘렸다.

다. 임상시험에서의 탁월한 체중 감소 효능에 근거하여 FDA는 2021년 6월 비만 치료에 세마글루티드 사용을 승인했다. 이후 세마글루티드는 일주일에 1회 자가 주사하는 형태의 위고비 wegovy라는 이름의 비만 치료제로 시판되었다. 그러나 인크레틴 유사체에 의한 당뇨 및 비만 치료제는 GLP-1 유사체로만 국한되지 않았다.

차세대 인크레틴 유사체: 티르제파티드

인크레틴에는 GLP-1 외에도 GIP가 있다. GIP는 42개의 아미노산으로 구성된 펩타이드로 GLP-1과 일부 유사한 서열을 가지고 있다. 2개의 인크레틴은 별도의 수용체에 의해 각각 인식된다(GIP는 GIPR, GLP-1은 GLP-1R). GLP-1과 GIP는 인크레틴으로써 췌장에서 인슐린 분비 증가 등을 촉진하여 혈당 수준을 조절하며 심장 박동을 늘린다는 점은 유사하다.

그러나 GIP와 GLP-1은 차이점도 많다. 우선 GLP-1은 글루카곤의 분비를 줄이지만, GIP는 글루카곤을 줄인다. GLP-1은 소장으로의 음식물 배출을 늘리지만, GIP는 여기서는 별다른 영향을 주지 않는다. 또한 GLP-1과 달리 GIP는 지방조직에서 글루코스와 중성지방의 흡수 및 저장을 증가시킨다.

리라글루티드와 세마글루티드가 등장하자 또 다른 인크레틴인 GIP에 대한 관심도 높아졌다. 일라이 릴리^{Eli Lily & Company}는 GIP와 GLP-1 수용체에 동시 작용하는 GIP 유사체를 만들고자 GIP 서열에 기반한 유사체를 개발했다.

LY3298176이라고 부르는 이 펩타이드는 39개 아미노산으로 이루어져 있으며, GLP-1과 GIP가 공통으로 가지고 있는 아미노산을 포함한다. 또한 도마뱀에서 분리된 인슐린 분비 촉매 펩타이드인 엑센딘-4^{Exendin-4}의 아미노산 서열이 포함된 융합 펩타이드다. 여기에 세마글루티드와 리라글루티드에서 알부민과의 결합을 위해 사용된 지방산이 추가되었으며, 펩타이드의 분해를 줄이고자 2-아미노이소부틸산도 추가되었다.

이렇게 만들어진 LY3298176은 GIP와 비슷한 정도로 GIPR에 결합하며, GLP-1과 비교하면 결합 정도는 낮지만 GLP-1R에 결합하는 능력을 가졌다. 즉 LY3298176은 GIP와 GLP-1의 2가지 인크레틴으로 작용하면서 세마글루티드에 비견되는 지속성을 띠며, 이후 '티르제파티드'Tirzepatide라는 정식 성분명으로 불리게 된다.

티르제파티드는 제2형 당뇨병 환자를 대상으로 세마글루티드와 비교 임상이 진행되었다. 그 결과 세마글루티드에 비해 혈당 지표인 당화 헤모글로빈의 감소와 체중 감량 측면에서 모두 우월한 효과를 보였다. 특히 매주 15mg의 티르제파티드를 투여받은 환자는 11.2kg 정도 체중이 줄어들었다. 1mg의 세마글루티드를 투여받은 환자들의 체중이 5.7kg 감소했다는 점에 미루어 보면 체중 감량 효과가 훨씬 높은 편이다.

제2형 당뇨병 환자에서의 좋은 결과에 힘입어 이번에는 당뇨병 환자가 아닌 비만 환자를 대상으로 체중 감량 효과에 대한 연구가 진행되었다. BMI가 30 이상인 사람이나 BMI가 27 이상이면서 고혈압, 고지혈증 등의 증상이 있는 사람 2,539명을 대상으로 진행된 연구에서 티르제파티드를 매주 5, 10, 15mg씩 투여받은 투여군은 투여를 시작한 지 72주가 지나자 각각 15, 19.5, 20.9% 정도 체중이 줄어들었다(위약군은 3.1%). 평균 20% 이상의 체중 감량 효과가 관찰된 것은 비만 치료제 역사상 최초였다. 이상 반응으로는 설사, 변비, 메스꺼움 등이 관찰되었으나 지속적으로 나타나지 않았으며 경증과 중증 정도였다.

  2022년 5월 FDA는 티르제파티드를 성인용 제2형 당뇨병 치료제로 판매를 승인했고, 마운자로Mounjaro라는 상표명으로 발매되었다. 또한 FDA는 2022년 10월 티르제파티드에 대해 비만 치료제로 신속승인Fast Track designation 절차를 승인했으며, 이에 따라 2023년 내에 티르제파티드가 비만 치료제로서 사용 승인을 받을 것으로 보인다. 이렇게 리라글루티드, 세마글루티드, 티르제파타드 등의 인크레틴 유사체는 비만 치료의 패러다임을 바꾸고 있다.

비만 치료제 남용의 위험성

  2017년 GLP-1 유사체인 리라글루티드(상품명 삭센다)가 국내에 비만 치료제로 사용 허가가 난 이후, 국내에서도 많은 사람이 관심을 보였다. 이후 삭센다는 국내에서 연간 매출액 약 362억 원을 올리며, 비만 치료제 시장의 25%를 차지했다.

  그러나 여기서 기억해야 할 점은 삭센다는 국내든 해외든 BMI가 30kg/m² 이상인 비만 환자 또는 BMI가 27kg/m²이면서 이상혈당증, 고혈압, 이상지질혈증을 가진 과체중 환자를 대상으로 식이요법·신체활동의 보조제로서 투여받아야 한다는 것이다. 즉 삭센다 투여 대상으로 허가된 사람은 BMI가 30kg/m²이라면 남성 평균 신장 172cm일 때 체중 89kg, 여성 평균 신장 159cm일 때 체중 76kg에 해당한다. BMI

27kg/m² 을 기준으로 해도 172/80kg, 159/69kg 이상이며 이상혈당증, 고혈압, 지질혈증을 앓고 있어야 한다.

그러나 한국에서는 이러한 투여 기준에 훨씬 못 미치는 비만 환자는 물론 과체중이 아닌 사람도 비만 치료가 아닌 미용 목적으로 삭센다 등의 비만 치료제를 자주 투여받고 있다. 따라서 GLP-1 유사체 등을 비만이나 과체중도 아닌 '정상 체중'인 사람이 미용 목적으로 투여받는 것은 효과 및 안전성이 검증되지 않았다는 점을 명심해야 한다.

또한 다른 비만 치료제에 비해 부작용이 적다고 해서, 부작용이 아예 없는 것은 아니다. 위장관 장애, 저혈당, 불면증, 어지러움 등의 부작용은 10% 정도로 보고되고 있다. 그리고 갑상샘암을 앓았거나 이에 대해 가족력이 있는 환자, 다발성내분비선종증 환자, 임신부 또는 수유부 등에는 사용이 금지되고 있다. 심부전, 당뇨 환자도 투여가 권장되지 않는다는 사실을 유의해야 한다.

· 결론 ·

전쟁은 여전히 끝나지 않았다

　지금까지 이상지질혈증, 고혈압, 비만과 같이 심근경색, 뇌졸중 등 현대인의 주요 사망 원인이 되는 위험 인자를 알아보았다. 이러한 위험 인자 중 상당수는 20세기의 전반만 하더라도 '질병' 또는 질병의 위험 인자로도 제대로 인식되지 않았다. 이후 심혈관 질환 등의 주요 요인으로 알려졌고 이에 대한 경각심도 커졌다. 또한 이러한 이상 상태의 대부분은 그전까지 질병이나 치료 대상으로 여겨지지 않았다가 현재는 관리와 치료의 필요성이 널리 인정되고 있다.

　이후 이상 상태를 관리하는 의약품들이 등장하고 폭넓게 사용되면서 실제로 심근경색이나 뇌졸중의 사망률은 약물이 등장하기 전보다 크게 떨어졌다. 현재는 웬만한 장년·노년 환자는 혈압 강하제나 스타틴 등을 일상적으로 정기 복용한다. 이렇듯 약물 복용으로 이상지질혈증, 고혈압 등을 관리하면서 20세기 후반 이후 인간의 평균 수명이 크게 늘어났다. 즉 이러한 '보이지 않은 살인자'와의 싸움에서 인류는 어느 정도 가시적인 성과를 올리고 있다.

비만 치료제는 아직 혈압 강하제나 스타틴처럼 일반화되지 않았다. 기존의 비만 치료제는 여러 부작용 등의 문제가 있었지만 최근 등장한 인크레틴 유사체 비만 치료제는 체중 감량 효과가 탁월하고, 이전 비만 치료제에 비해 부작용이 매우 덜하다. 이 점을 고려하면 비만 치료제의 사용도 앞으로는 좀 더 활성화될 것이다. 혈압 강하제나 스타틴이 심근경색, 뇌졸중 등에 의한 사망 위험률을 줄인다는 게 입증된 후에 보편적으로 사용되었듯, 비만 치료제도 이와 비슷한 길을 걸을 것으로 보인다.

결국 이 책에 나온 이상지질혈증, 고혈압, 비만은 현재의 풍요한 환경이 낳은 부작용이라고 할 수 있다. 약물 치료 외에도 생활 습관(식생활, 운동, 금연 등) 개선도 매우 중요하며 어느 정도는 생활 습관만 바꿔도 예방하거나 개선할 수 있다. 그러나 생활 습관 개선으로 위험 인자를 관리할 수 있다 해서 약물 치료의 중요성이 줄어들지는 않는다. 현대에는 개인의 의지만으로 이상지질혈증, 고혈압, 비만 등을 완전히 없앨 수 없으며, 특히 유전적으로 이에 더욱 취약한 사람들도 있다. 따라서 현대인의 건강 관리에는 생활 습관 개선과 더불어 적절한 약물 치료를 병행하는 것이 필수다.

스타틴, 혈압 강하제, 비만 치료제의 개발 역사에는 공통점이 있다. 기존에는 약물 치료 대상으로 여겨지지 않았던 위험 인자들이 인간 생리에 대한 이해가 점점 깊어지면서 치료 대상으로 재인식되고, 오랜 시행착오를 통해 이를 줄이는 약물들이 등장했다.

모든 약물이 그렇지만 특히 인간의 생리 활동에 직접적으로 관여하는 약물이 개발되려면, 인간 생리에 대한 깊은 이해와 함께 부작용으로 인한 여러 병태적 현상에 대한 이해가 선행되어야 한다. 한마디로 국민 대부분이 일상적으로 복용하고, 특허 기간이 끝나면 제네릭 의약품으로서 큰 경제적 부담 없이 사용할 수 있는 약물들에 얼마나 많은 노력이 담겼는지 다시 한번 실감할 수 있다. 결국 20세기 후반에 들어 인간 수명 연장의 상당한 지분은 이렇듯 '보이지 않는 살인자'의 정체를 파악하고, 이에 대항하는 약물을 개발하며 실용화한 사람들에 있다고 해도 과언이 아니다.

보이지 않는 살인자와의 싸움은 앞으로도 이어질 것이다.

• 찾아보기 •

7개국 연구 37, 38
ANGPTL3 106, 107, 110
ASO(안티센트 올리고뉴클레오타이드) 97, 98
DNP 213-215
GWAS 103~105, 107, 108, 199~201
HDL(고밀도 지단백질) 30, 31, 35, 41, 44, 45, 69, 73, 107, 109, 203, 204
HMG-CoA 47, 48, 67, 78, 83
HMG-CoA 환원효소 47~49, 53~55, 65~69, 73, 78, 79, 82~84, 93, 94
LDL 수용체 유전자(LDL-R) 58~60, 87, 95, 107, 110
ML-236B 66~72
PCSK9 87~100, 104, 110, 112, 114, 115
PDE5(포스포다이에스테레이즈5) 162, 176~178, 181~183
RNAi(RNA 간섭) 97~99
SREBP-1 60

ㄱ

구아노(조분석) 193
국가 심장 법안 34, 42, 128

ㄴ

니콜라이 아니츠코프 26, 34
니콜라이 코로트코프 122~125
니트로글리세린 172, 173, 175, 177, 181

니페디핀 164, 165, 167, 168

ㄷ

다유전자 위험 점수(PRS) 108, 109
다이클로로이소프레날린(DCI) 141~143
다카미네 조키지 139
대사증후군 202, 203, 206, 207, 210, 211
데이비드 리텐버그 46
동맥경화증 15, 20, 23, 24, 146, 202, 205
동맥경화지수 35

ㄹ

레닌 146~150
레닌-안지오텐신 시스템 145, 146, 149, 150, 157
레이먼드 알퀴스트 140
레인보우 필 217
렙틴 197~199
로바스타틴 71~75, 77~79
로베르트 티거스테트 146, 147
로사르탄(코자) 156, 157
로수바스타틴(크레스토) 83, 84
루돌프 피르호 25
루이스 빅터 헤일브룬 161
리라글루티드(삭센다) 220~225, 227, 228
리시노프릴 155, 168
리처드 브라이트 125

립스타틴 218

ㅁ

마부치 히로시 72
마이클 브라운 52, 53, 55~60, 67, 68, 72, 74
매리 래스커 35
메발로노락톤 78, 79, 84
메발론산 47, 48, 66, 67
메스암페타민 216, 217
메토프롤롤 143
모리스 테인터 213
묀케베르그 동맥경화증 20
미국 국립보건원 34, 35, 43, 52
미셸 마체보우프 30
미셸 쉐브렐 25

ㅂ

발사르탄 166
베라파밀 163~165, 167, 168
베르텔 토르발센 24
본태성 고혈압 126
브라이트병 125
브루스 로스 78
비소프롤롤 143

ㅅ

사무엘 지크프리드 칼 폰 바슈 122, 123
새뮤얼 윌크스 125
설파닐아미드 135, 136
세계보건기구(WHO) 189, 194, 213

세동맥경화증 20
세마글루티드(위고비) 223~227
세카 카티레산 113
스칸디나비아 심바스타틴 생존 연구(4S) 75, 77, 80
스코틀랜드 관상동맥 질환 예방 연구 (WOSCOPS) 75, 77, 80
스쿠알렌 46, 47, 48
스테판 헤일스 122, 123
시드니 링거 160, 164
시타글립틴(자누비아) 220
실데나필(비아그라) 176~184
심바스타틴(조코) 75~81, 83, 84

ㅇ

아돌프 빈다우스 26, 27
아세타졸아미드 135~137
아세트산 46, 47, 64, 65
아스카니오 소브레로 172, 173
아우레올루스 필리푸스 파라셀수스 135
아토르바스타틴(리피토) 77~84
아포지질단백질B(ApoB) 88
안드레아스 베살리우스 17
안셀 키스 36~39
알렉산더 이그나토우스키 26
알리로쿠맙(프랄런트) 94~96
알베르트 플렉켄스테인 163, 164
알부민 30, 221, 223~225
알프레드 노벨 172, 173
암로디핀(노바스크) 165~168

암페타민 216, 217
에날라프릴 154
에마뉘엘 샤르팡티에 112
에볼로쿠맙(레파타) 94~97
에비나쿠맙(에브키자) 107
에피네프린(아드레날린) 139, 140, 143
엔도 아키라 63~69, 71, 74
염기 에디터 111~115
오르리스타트(제니칼) 218, 219
올메사르탄 158
울프 바터 164
월터 켐프너 131
윌리엄 머렐 172
윌리엄 하비 17~19, 122
이소프로테놀 141, 142
인슐린 저항성 203~211, 215
인터내셔널 합맵 프로젝트 103

ㅈ

절약 유전자 가설 190, 191
제2형 당뇨병 195, 196, 203, 204, 210, 211, 220, 222, 226, 227
제니퍼 다우드나 112
제럴드 리븐 203
제임스 블랙 140, 141, 144
제임스 헤릭 24
조지프 골드슈타인 52, 53, 55~60, 67, 68, 72, 74
존 고프만 31, 34, 35, 36
존 스피크먼 191

존 아벨 139
존 헤이 126
죽상경화판 20, 22, 24~27
지단백질 29~32, 54, 106
지중해 식단 37
진 롭스타인 24

ㅊ

초저밀도 지질 단백질(VLDL) 204, 205
출혈성 뇌졸중(뇌출혈) 120

ㅋ

카나키누맙(일라리스) 211
칼 뮬러 32
칼모듈린 159, 161, 162
캅토프릴 153, 154
컴팩틴 66~69, 71~73, 79, 83
콘라트 블로흐 46
크리스퍼 111, 112, 114, 115
클라우디우스 갈레노스 16~18
클라이브 킹겔 179
클로로티아지드 136, 137
클로르탈리돈 168

ㅌ

타다라필(시알리스) 183~184
트리글리세라이드 29, 30, 44, 104, 106, 107, 110, 111, 115, 204~206, 218
티르제파티드(마운자로) 226, 227

ㅍ

펜터민 216, 217
펠릭스 마찬드 24
폴 더들리 화이트 126
프라밍햄 심장 연구 42, 43, 44, 104, 128, 194
프라밍햄 위험 점수 108, 109
프라바스타틴(프라바콜) 75~79
프랑소와 폴레티어 데 라살 25
프랭클린 루스벨트 127
프레닐아민 163, 164
프레더릭 악바르 마호메드 125
프로네탈롤 142, 143
프로프라놀롤(인더랄) 142~144
프리드리히 보세트 164

ㅎ

하버-보슈법 193
하인리히 빌란트 27
해리 골드블라트 146, 147
허혈성 뇌졸중(뇌경색) 120, 195
헤르만 할러 202
황색종 32

• 그림 출처 •

- 그림 0-1 https://www.cdc.gov/nchs/data-visualization/mortality-trends/index.htm
- 그림 1-1 Blausen.com staff (2014). "Medical gallery of Blausen Medical 2014". *WikiJournal of Medicine* 1 (2). DOI:10.15347/wjm/2014.010. ISSN 2002-4436. (CC 3.0)
- 그림 1-2 Blausen.com staff (2014). "Medical gallery of Blausen Medical 2014". *WikiJournal of Medicine* 1 (2). DOI:10.15347/wjm/2014.010. ISSN 2002-4436.
- 그림 2-1 https://commons.wikimedia.org/wiki/File:Structure_of_a_Lipoprotein.png#/media/File:Structure_of_a_Lipoprotein.png (CC BY-SA 3.0)
- 그림 2-2 Keys, A. (1953) Atherosclerosis: A Problem in Newer Public Health. Journal of the Mount Sinai Hospital New York, 20, 118-139
- 그림 4-5 PDB(Protein Data Bank, https://www.rcsb.org)의 다음 단백질 구조에 기반하여 자체 제작. 심바스타틴(PDB:1HW9), 아토르바스타틴(PDB:1HWK), 로수바스타틴(PDB:1HWL)
- 그림 7-1 스테판 헤일스 https://wellcomecollection.org/works/pg42n4cw?wellcomeImagesUrl=/indexplus/image/V0002504.html (Public Domain) https://commons.wikimedia.org/wiki/File:Stephen_Hales_measuring_blood_pressure_in_a_horse_%281705%29.png (Public Domain)
사무엘 지크프리드 칼 폰 바슈 https://de.wikipedia.org/wiki/Samuel_Siegfried_Karl_von_Basch#/media/Datei:Samuel_Siegfried_Karl_von_Basch_Arzt.jpg https://wellcomecollection.org/images?query=tqrm2vt4 (CC BY 4.0)
니콜라이 코로토로프 https://en.wikipedia.org/wiki/Nikolai_Korotkov#/media/File:Korotkov.jpeg (Public Domain)
https://en.wikipedia.org/wiki/Nikolai_Korotkov#/media/File:Sphygmomanometer_used_by_Korotkoff.jpg (Public Domain)

- 그림 7-2 https://en.wikipedia.org/wiki/Korotkoff_sounds#/media/File:Korotkow_English.jpg. (CC BY-SA 3.0)
- 그림 8-1 Adapted from "Nephron (with vessels)", by BioRender.com (2020). Retrieved from https://app.biorender.com/biorender-templates
- 그림 8-2 Adapted from "Selective Reabsorption in the Nepron", by BioRender.com (2020). Retrieved from https://app.biorender.com/biorender-templates
- 그림 8-3 Protein Data Bank(PDB : https://www.rcsb.org/) 단백질 구조에 기반한 자체 제작(PDB ID : 6PS5)
- 그림 9-1 Adapted from "Renin-Angiotensin System", by BioRender.com (2020). Retrieved from https://app.biorender.com/biorender-templates
- 그림 9-2 Protein Data Bank(PDB : https://www.rcsb.org/) 단백질 구조에 기반한 자체 제작 (PDB ID : 2X8Z)
- 그림 9-3 Protein Data Bank(PDB : https://www.rcsb.org/) 단백질 구조에 기반한 자체 제작 (PDB ID : 2X8Z)
- 그림 10-2 Protein Data Bank(PDB : https://www.rcsb.org/) 단백질 구조에 기반한 자체 제작(PDB ID : 6JP5, 6JPA)
- 그림 11-1 아스카니오 소브레로 https://en.wikipedia.org/wiki/Ascanio_Sobrero#/media/File:Ascanio_Sobrero.jpg (Public Domain)
  알프레드 노벨 https://www.nobelprize.org/alfred-nobel/alfred-nobel-his-life-and-work/
- 그림 11-3 Protein Data Bank(PDB : https://www.rcsb.org/) 단백질 구조에 기반한 자체 제작 (PDB ID : 2H42, 1XOZ)
- 그림 14-1 Biorender의 아이콘을 기반으로 자체 제작. https://app.biorender.com/biorender-templates

• 참고문헌 •

• 서론 •

1 2020년 사망원인통계, 미국 질병관리본부 https://www.cdc.gov/nchs/data-visualization/mortality-trends/index.htm
2 Mensah, G. A., Wei, G. S., Sorlie, P. D., Fine, L. J., Rosenberg, Y., Kaufmann, P. G., ... & Gordon, D. (2017). Decline in cardiovascular mortality: possible causes and implications. *Circulation research*, *120*(2), 366-380.
3 Ford, E. S., Ajani, U. A., Croft, J. B., Critchley, J. A., Labarthe, D. R., Kottke, T. E., ... & Capewell, S. (2007). Explaining the decrease in US deaths from coronary disease, 1980-2000. *New England Journal of Medicine*, *356*(23), 2388-2398.

• 1장 •

1 윤태욱. (2012). 윌리엄 하비의 해부학적 연구와 자연철학. 연세의사학, *15*(1), 7-47.
2 Thompson, R. C., Allam, A. H., Lombardi, G. P., Wann, L. S., Sutherland, M. L., Sutherland, J. D., ... & Vallodolid, C. M. (2013). Atherosclerosis across 4000 years of human history: the Horus study of four ancient populations. *The Lancet*, *381*(9873), 1211-1222.
3 Mayerl, C., Lukasser, M., Sedivy, R., Niederegger, H., Seiler, R., & Wick, G. (2006). Atherosclerosis research from past to present—on the track of two pathologists with opposing views, Carl von Rokitansky and Rudolf Virchow. *Virchows Archiv*, *449*(1), 96-103.
4 Slijkhuis, W., Mali, W., & Appelman, Y. (2009). A historical perspective

towards a non-invasive treatment for patients with atherosclerosis. *Netherlands Heart Journal, 17*(4), 140-144.

5 Kritchevsky D. Dietary protein, cholesterol and atherosclerosis: a review of the early history. J Nutr 1995;125:589S-593S

6 Konstantinov, I. E., & Jankovic, G. M. (2013). Alexander I. Ignatowski: a pioneer in the study of atherosclerosis. *Texas Heart Institute Journal, 40*(3), 246.

7 Konstantinov, I. E., Mejevoi, N., & Anichkov, N. M. (2006). Nikolai N. Anichkov and his theory of atherosclerosis. *Texas Heart Institute Journal, 33*(4), 417.

8 Herrick, J. B. (1912). Certain clinical features of sudden obstruction of the coronary arteries. *Trans Assoc Am Phys, 27*, 100.

9 Bernal, J. D. (1932). Crystal structures of vitamin D and related compounds. *Nature, 129*(3251), 277.

• 2장 •

1 Steinberg, D. (2005). Thematic review series: the pathogenesis of atherosclerosis. An interpretive history of the cholesterol controversy: part II: the early evidence linking hypercholesterolemia to coronary disease in humans. *Journal of lipid research, 46*(2), 179-190.

2 Muller, C. (1939). Angina pectoris in hereditary xanthomatosis. *Archive of Internal Medicine, 64*, 675-700.

3 McGinley, J., Jones, H., & Gofman, J. (1952). Lipoproteins and xanthomatous diseases. *Journal of Investigative Dermatology, 19*(1), 71-82.

4 Gofman, J. W., Lindgren, F., Elliott, H., Mantz, W., Hewitt, J., Strisower, B., ... & Lyon, T. P. (1950). The role of lipids and lipoproteins in atherosclerosis. *Science, 111*(2877), 166-186.

5 Gofman, J. W. (1956). Serum lipoproteins and the evaluation of

atherosclerosis. *Annals of the New York Academy of Sciences*, *64*(4), 590-595.

6   GOFMAN, J., Hanig, M., Jones, H. B., Lauffer, M. A., Lawry, E. Y., Lewis, L. A., ... & Andrus, E. C. (1956). Evaluation of serum lipoprotein and cholesterol measurements as predictors of clinical complications of atherosclerosis: report of a cooperative study of lipoproteins and atherosclerosis. *Circulation*, *14*, 691-742.

7   Keys, A., Taylor, H. L., Blackburn, H., Brozek, J., Anderson, J. T., and Simonsen, E., 1963. Coronary heart disease among Minnesota business and professional men followed fifteen years. *Circulation*, *28*(9), 381-395.

8   Keys, A. (1980). *Seven countries. A multivariate analysis of death and coronary heart disease*. Harvard University Press.

9   Ancel Keys and the Seven Countries Study: An Evidence-based Response to Revisionist Histories, WHITE PAPER. Commissioned by *The True Health Initiative*. http://www.truehealthinitiative.org/

10 Yerushalmy J, Hilleboe HE. Fat in the diet and mortality from heart disease. A methodological note. *New Y State J Med*. *57*(1957): 2343-2354.

11 Kannel, W. B., Dawber, T. R., Kagan, A., Revotskie, N., & Stokes, J. (1961). Factors of risk in the development of coronary heart disease—six-year follow-up experience: the Framingham Study. *Annals of internal medicine*, *55*(1), 33-50; Wilson, P. W., Garrison, R. J., Castelli, W. P., Feinleib, M., McNamara, P. M., & Kannel, W. B. (1980). Prevalence of coronary heart disease in the Framingham Offspring Study: role of lipoprotein cholesterols. *The American journal of cardiology*, *46*(4), 649-654.

12 Aim-High Investigators. (2011). Niacin in patients with low HDL cholesterol levels receiving intensive statin therapy. *New England Journal of Medicine*, *365*(24), 2255-2267.

13 Nissen, S. E., Tardif, J. C., Nicholls, S. J., Revkin, J. H., Shear, C. L., Duggan, W. T., ... & Tuzcu, E. M. (2007). Effect of torcetrapib on the progression of

coronary atherosclerosis. *New England Journal of Medicine*, *356*(13), 1304-1316.

14 Jakobsen, M. U., O'Reilly, E. J., Heitmann, B. L., Pereira, M. A., Bälter, K., Fraser, G. E., ... & Ascherio, A. (2009). Major types of dietary fat and risk of coronary heart disease: a pooled analysis of 11 cohort studies. *The American journal of clinical nutrition*, *89*(5), 1425-1432.

15 Anand, S. S., Hawkes, C., De Souza, R. J., Mente, A., Dehghan, M., Nugent, R., ... & Popkin, B. M. (2015). Food consumption and its impact on cardiovascular disease: importance of solutions focused on the globalized food system: a report from the workshop convened by the World Heart Federation. *Journal of the American College of Cardiology*, *66*(14), 1590-1614.

16 Bloch, K., & Rittenberg, D. (1942). On the utilization of acetic acid for cholesterol formation. *Journal of Biological Chemistry*, *145*, 625-636.

17 Bloch, K. (1965). The Biological Synthesis of Cholesterol. *Science*, *150*(3692), 19 – 28. doi:10.1126/science.150.3692.19

18 Cerqueira, N. M., Oliveira, E. F., Gesto, D. S., Santos-Martins, D., Moreira, C., Moorthy, H. N., ... & Fernandes, P. A. (2016). Cholesterol biosynthesis: a mechanistic overview. *Biochemistry*, *55*(39), 5483-5506.

19 Olson, R. E. (1998). Discovery of the lipoproteins, their role in fat transport and their significance as risk factors. *The Journal of nutrition*, *128*(2), 439S-443S.

20 Gofman, J. W., Lindgren, F. T., & Elliott, H. (1949). Ultracentrifugal studies of lipoproteins of human serum. *J Biol Chem*, *179*(2), 973-979.

21 Arnett, D. K., Blumenthal, R. S., Albert, M. A., Buroker, A. B., Goldberger, Z. D., Hahn, E. J., ... & Ziaeian, B. (2019). 2019 ACC/AHA guideline on the primary prevention of cardiovascular disease: a report of the American College of Cardiology/American Heart Association Task Force on Clinical Practice Guidelines. *Journal of the American College of Cardiology*, *74*(10), e177-e232.

22 Stewart, J., Addy, K., Campbell, S., & Wilkinson, P. (2020). Primary prevention of cardiovascular disease: Updated review of contemporary guidance and

literature. JRSM Cardiovascular Disease, 9, 2048004020949326.
23 Gordon, T., Castelli, W. P., Hjortland, M. C., Kannel, W. B., & Dawber, T. R. (1977). High density lipoprotein as a protective factor against coronary heart disease: the Framingham Study. *The American journal of medicine*, *62*(5), 707-714.
24 Gordon D. J., Probstfield J. L., Garrison R. J., Neaton J. D., Castelli W. P., Knoke J. D., Jacobs D. R., Jr., Bangdiwala S., Tyroler H. A. 1989. High-density lipoprotein cholesterol and cardiovascular disease. Four prospective American studies. *Circulation*. 79: 8 – 15.

• 3장 •

1 Khachadurian, A. K. (1964). The inheritance of essential familial hypercholesterolemia. *The American journal of medicine*, *37*(3), 402-407.
2 Goldstein, J. L., & Brown, M. S. (2009). The LDL receptor. *Arteriosclerosis, thrombosis, and vascular biology*, *29*(4), 431-438.
3 Goldstein, J. L., & Brown, M. S. (1973). Familial hypercholesterolemia: identification of a defect in the regulation of 3-hydroxy-3-methylglutaryl coenzyme A reductase activity associated with overproduction of cholesterol. *Proceedings of the National Academy of Sciences*, *70*(10), 2804-2808;Brown, M. S., Dana, S. E., & Goldstein, J. L. (1974). Regulation of 3-hydroxy-3-methylglutaryl coenzyme A reductase activity in cultured human fibroblasts Comparison of cells from a normal subject and from a patient with homozygous familial hypercholesterolemia. *Journal of Biological Chemistry*, *249*(3), 789-796.
4 Goldstein, J. L., & Brown, M. S. (1974). Binding and Degradation of Low Density Lipoproteins by Cultured Human Fibroblasts Comparison Of Cells From A Normal Subject And From A Patient With Homozygous Familial Hypercholesterolemia. *Journal of Biological Chemistry*, *249*(16), 5153-5162.

5 Anderson, R. G., Goldstein, J. L., & Brown, M. S. (1977). A mutation that impairs the ability of lipoprotein receptors to localise in coated pits on the cell surface of human fibroblasts. *Nature, 270*(5639), 695.

6 Goldstein, J. L., & Brown, M. S. (2015). A century of cholesterol and coronaries: from plaques to genes to statins. *Cell, 161*(1), 161-172.

7 Schneider, W. J., Beisiegel, U., Goldstein, J. L., & Brown, M. S. (1982). Purification of the low density lipoprotein receptor, an acidic glycoprotein of 164,000 molecular weight. *Journal of Biological Chemistry, 257*(5), 2664-2673.

8 Yamamoto, T., Davis, C. G., Brown, M. S., Schneider, W. J., Casey, M. L., Goldstein, J. L., & Russell, D. W. (1984). The human LDL receptor: a cysteine-rich protein with multiple Alu sequences in its mRNA. *Cell, 39*(1), 27-38.

9 Davis, C. G., Lehrman, M. A., Russell, D. W., Anderson, R. G., Brown, M. S., & Goldstein, J. L. (1986). The JD mutation in familial hypercholesterolemia: amino acid substitution in cytoplasmic domain impedes internalization of LDL receptors. *Cell, 45*(1), 15-24.

10 Jeon, H., & Blacklow, S. C. (2005). Structure and physiologic function of the low-density lipoprotein receptor. *Annu. Rev. Biochem., 74*, 535-562.

11 Brown, M., & Goldstein, J. (1986). A receptor-mediated pathway for cholesterol homeostasis. *Science, 232*(4746), 34 – 47. doi:10.1126/science.3513311

12 Yokoyama, C., Wang, X., Briggs, M. R., Admon, A., Wu, J., Hua, X., ... & Brown, M. S. (1993). SREBP-1, a basic-helix-loop-helix-leucine zipper protein that controls transcription of the low density lipoprotein receptor gene. *Cell, 75*(1), 187-197.

4장

1. Endo, A. (2010). A historical perspective on the discovery of statins. *Proceedings of the Japan Academy, Series B*, *86*(5), 484-493.
2. Endo A., Kuroda M. (1976) Citrinin, an inhibitor of cholesterol synthesis. *J. Antibiot. (Japan) 29*, 841-843.
3. Endo A., Kuroda M., Tsujita Y. (1976) ML-236A, ML-236B, and ML-236C, new inhibitors of cholesterogenesis produced by Penicillium citrinum. *J. Antibiot. (Japan) 29*, 1346-1348.
4. Brown A.G., Smale T.C., King T.J., Hasenkamp R., Thompson R.H. (1976) Crystal and molecular structure of compactin, a new antifungal metabolite from Penicillium brevicompactum. *J. Chem. Soc., Perkin Trans*. 1 1165-1170.
5. Brown M.S., Faust J.R., Goldstein J. L., Kaneko I., Endo A. (1978) Induction of 3-hydroxy-3-methylglutaryl coenzyme A reductase activity in human fibroblasts incubated with compactin (ML-236B), a competitive inhibitor of the reductase. *J. Biol. Chem. 253*, 1121-1128.
6. Endo A., Tsujita Y., Kuroda M., Tanzawa K. (1979) Effects of ML-236B on cholesterol metabolism in mice and rats: lack of hypocholesterolemic activity in normal animals. *Biochim. Biophys. Acta 575*, 266-276.
7. Tsujita Y., Kuroda M., Tanzawa K., Kitano N., Endo A. (1979) Hypolipidemic effects in dogs of ML-236B, a competitive inhibitor of 3-hydroxy-3-methylglutaryl-coenzyme A reductase. *Atherosclerosis 32*, 307-313;Kuroda M., Tsujita Y., Tanzawa K., Endo A. (1979) Hypolipidemic effects in monkeys of ML-236B, a competitive inhibitor of 3-hydroxy-3-methylglutaryl coenzyme A reductase. *Lipids 14*, 585-589
8. Yamamoto, A., Sudo, H., & Endo, A. (1980). Therapeutic effects of ML-236B in primary hypercholesterolemia. *Atherosclerosis*, *35*(3), 259-266. doi:10.1016/0021-9150(80)90124-0

9 Goldstein, J. L., & Brown, M. S. (2015). A century of cholesterol and coronaries: from plaques to genes to statins. *Cell*, *161*(1), 161-172.

10 Kovanen, P. T., Bilheimer, D. W., Goldstein, J. L., Jaramillo, J. J., & Brown, M. S. (1981). Regulatory role for hepatic low density lipoprotein receptors in vivo in the dog. *Proceedings of the National Academy of Sciences*, *78*(2), 1194-1198.

11 Mabuchi, H., Haba, T., Tatami, R., Miyamoto, S., Sakai, Y., Wakasugi, T., ... & Takeda, R. (1981). Effects of an inhibitor of 3-hydroxy-3-methylglutaryl coenzyme A reductase on serum lipoproteins and ubiquinone-10 levels in patients with familial hypercholesterolemia. *New England Journal of Medicine*, *305*(9), 478-482.

· 5장 ·

1 Seidah, N. G., Benjannet, S., Wickham, L., Marcinkiewicz, J., Jasmin, S. B., Stifani, S., ... & Chrétien, M. (2003). The secretory proprotein convertase neural apoptosis-regulated convertase 1 (NARC-1): liver regeneration and neuronal differentiation. *Proceedings of the National Academy of Sciences*, *100*(3), 928-933.

2 Innerarity, T. L., Weisgraber, K. H., Arnold, K. S., Mahley, R. W., Krauss, R. M., Vega, G. L., & Grundy, S. M. (1987). Familial defective apolipoprotein B-100: low density lipoproteins with abnormal receptor binding. *Proceedings of the National Academy of Sciences*, *84*(19), 6919-6923.

3 Varret, M., Rabes, J. P., Saint-Jore, B., Cenarro, A., Marinoni, J. C., Civeira, F., ... & Kotze, M. J. (1999). A third major locus for autosomal dominant hypercholesterolemia maps to 1p34.1-p32. *The American Journal of Human Genetics*, *64*(5), 1378-1387.

4 Abifadel, M., Varret, M., Rabès, J. P., Allard, D., Ouguerram, K., Devillers, M., ... & Derré, A. (2003). Mutations in PCSK9 cause autosomal dominant

hypercholesterolemia. *Nature genetics*, *34*(2), 154.

5   Maxwell, K. N., & Breslow, J. L. (2004). Adenoviral-mediated expression of Pcsk9 in mice results in a low-density lipoprotein receptor knockout phenotype. *Proceedings of the National Academy of Sciences*, *101*(18), 7100-7105.

6   Cohen, J., Pertsemlidis, A., Kotowski, I. K., Graham, R., Garcia, C. K., & Hobbs, H. H. (2005). Low LDL cholesterol in individuals of African descent resulting from frequent nonsense mutations in PCSK9. *Nature genetics*, *37*(2), 161.

7   Cohen, J., Pertsemlidis, A., Kotowski, I. K., Graham, R., Garcia, C. K., & Hobbs, H. H. (2005). Low LDL cholesterol in individuals of African descent resulting from frequent nonsense mutations in PCSK9. *Nature genetics*, *37*(2), 161.

8   Rashid, S., Curtis, D. E., Garuti, R., Anderson, N. N., Bashmakov, Y., Ho, Y. K., ... & Horton, J. D. (2005). Decreased plasma cholesterol and hypersensitivity to statins in mice lacking Pcsk9. *Proceedings of the National Academy of Sciences*, *102*(15), 5374-5379.

9   Sabatine, M. S., Giugliano, R. P., Wiviott, S. D., Raal, F. J., Blom, D. J., Robinson, J., ... & Stein, E. A. (2015). Efficacy and safety of evolocumab in reducing lipids and cardiovascular events. *New England Journal of Medicine*, *372*(16), 1500-1509;Robinson, J. G., Farnier, M., Krempf, M., Bergeron, J., Luc, G., Averna, M., ... & Kastelein, J. J. (2015). Efficacy and safety of alirocumab in reducing lipids and cardiovascular events. *New England Journal of Medicine*, *372*(16), 1489-1499.

10 Sabatine, M. S., Giugliano, R. P., Keech, A. C., Honarpour, N., Wiviott, S. D., Murphy, S. A., ... & Pedersen, T. R. (2017). Evolocumab and clinical outcomes in patients with cardiovascular disease. *New England journal of medicine*, *376*(18), 1713-1722.

11 Cohen, J. C., Boerwinkle, E., Mosley Jr, T. H., & Hobbs, H. H. (2006).

Sequence variations in PCSK9, low LDL, and protection against coronary heart disease. *New England Journal of Medicine, 354*(12), 1264-1272.

12 Frank-Kamenetsky, M., Grefhorst, A., Anderson, N. N., Racie, T. S., Bramlage, B., Akinc, A., ... & Fitzgerald, K. (2008). Therapeutic RNAi targeting PCSK9 acutely lowers plasma cholesterol in rodents and LDL cholesterol in nonhuman primates. *Proceedings of the National Academy of Sciences, 105*(33), 11915-11920.

13 Fitzgerald, K., White, S., Borodovsky, A., Bettencourt, B. R., Strahs, A., Clausen, V., ... & Simon, A. (2017). A highly durable RNAi therapeutic inhibitor of PCSK9. *New England Journal of Medicine, 376*(1), 41-51.

14 Lindholm, M. W., Elmén, J., Fisker, N., Hansen, H. F., Persson, R., Møller, M. R., ... & Koch, T. (2012). PCSK9 LNA antisense oligonucleotides induce sustained reduction of LDL cholesterol in nonhuman primates. *Molecular therapy, 20*(2), 376-381.

15 van Poelgeest, E. P., Swart, R. M., Betjes, M. G., Moerland, M., Weening, J. J., Tessier, Y., ... & Burggraaf, J. (2013). Acute kidney injury during therapy with an antisense oligonucleotide directed against PCSK9. *American journal of kidney diseases, 62*(4), 796-800.

16 Petersen, D. N., Hawkins, J., Ruangsiriluk, W., Stevens, K. A., Maguire, B. A., O'Connell, T. N., ... & Carpino, P. A. (2016). A small-molecule anti-secretagogue of PCSK9 targets the 80S ribosome to inhibit PCSK9 protein translation. *Cell chemical biology, 23*(11), 1362-1371.

17 Suchowerska, A. K., Stokman, G., Palmer, J. T., Coghlan, P. A., Pieterman, E. J., Keijzer, N., ... & Evison, B. J. (2022). A Novel, Orally Bioavailable, Small-Molecule Inhibitor of PCSK9 With Significant Cholesterol-Lowering Properties In Vivo. *Journal of Lipid Research, 63*(11).

18 Sun, H., Wang, J., Liu, S., Zhou, X., Dai, L., Chen, C., ... & Yuan, H. (2021). Discovery of Novel Small Molecule Inhibitors Disrupting the PCSK9-LDLR

Interaction. *Journal of Chemical Information and Modeling*, *61*(10), 5269-5279.

19 Ballantyne, C. M., Banka, P., Mendez, G., Garcia, R., Rosenstock, J., Rodgers, A., ... & Catapano, A. L. (2023). Efficacy and safety of the oral PCSK9 inhibitor MK-0616: a phase 2b randomized controlled trial. *Journal of the American College of Cardiology*.

• 6장 •

1 The International HapMap Consortium. (2003) The International HapMap Project. *Nature 426*, 789 – 796

2 Kathiresan, S., Manning, A. K., Demissie, S., D'agostino, R. B., Surti, A., Guiducci, C., ... & Cupples, L. A. (2007). A genome-wide association study for blood lipid phenotypes in the Framingham Heart Study. *BMC medical genetics*, *8*(1), 1-10.

3 Dewey, F. E., Gusarova, V., Dunbar, R. L., O'Dushlaine, C., Schurmann, C., Gottesman, O., ... & Baras, A. (2017). Genetic and pharmacologic inactivation of ANGPTL3 and cardiovascular disease. *New England Journal of Medicine*, *377*(3), 211-221.

4 Khera, A. V., & Kathiresan, S. (2017). Genetics of coronary artery disease: discovery, biology and clinical translation. *Nature Reviews Genetics*, *18*(6), 331-344.

5 Khera, A. V., Chaffin, M., Aragam, K. G., Haas, M. E., Roselli, C., Choi, S. H., ... & Kathiresan, S. (2018). Genome-wide polygenic scores for common diseases identify individuals with risk equivalent to monogenic mutations. *Nature genetics*, *50*(9), 1219-1224.

6 Manikpurage, H. D., Eslami, A., Perrot, N., Li, Z., Couture, C., Mathieu, P., ... & Thériault, S. (2021). Polygenic Risk Score for Coronary Artery Disease Improves the Prediction of Early-Onset Myocardial Infarction and Mortality

in Men. *Circulation: Genomic and Precision Medicine*, *14*(6), e003452.

7   McPherson, R., & Tybjaerg-Hansen, A. (2016). Genetics of coronary artery disease. *Circulation research*, *118*(4), 564-578.

8   Musunuru, K., & Kathiresan, S. (2019). Genetics of common, complex coronary artery disease. *Cell*, *177*(1), 132-145.

9   Komor, A. C., Kim, Y. B., Packer, M. S., Zuris, J. A., & Liu, D. R. (2016). Programmable editing of a target base in genomic DNA without double-stranded DNA cleavage. *Nature*, *533*(7603), 420-424.

10 Musunuru, K., Chadwick, A. C., Mizoguchi, T., Garcia, S. P., DeNizio, J. E., Reiss, C. W., ... & Kathiresan, S. (2021). In vivo CRISPR base editing of PCSK9 durably lowers cholesterol in primates. *Nature*, *593*(7859), 429-434.

· 7장 ·

1   Whitteridge, G. (1971). *William Harvey and the Circulation of the Blood* (p. 240). London: Macdonald.

2   Moser, M. (2006). Historical perspectives on the management of hypertension. *The Journal of Clinical Hypertension*, *8*, 15-20.

3   Cameron, J. S., Hicks, J., & Carl, G. (1996). Frederick Akbar Mahomed and his role in the description of hypertension at Guy's Hospital. Kidney international, *49*(5), 1488-1506.

4   Hay, J. (1931). A British Medical Association Lecture on the significance of a raised blood pressure. *British medical journal*, *2*(3679), 43.

5   White PD. *Heart Disease*. 2nd ed. New York, NY: MacMillan Co; 1937:326.

6   Bruenn, H. G. (1970). Clinical notes on the illness and death of President Franklin D. Roosevelt. *Annals of internal medicine*, *72*(4), 579-591.

7   Mahmood, S. S., Levy, D., Vasan, R. S., & Wang, T. J. (2014). The Framingham Heart Study and the epidemiology of cardiovascular disease: a

historical perspective. *The lancet*, *383*(9921), 999-1008.

8. Dawber, T. R., Moore, F. E., & Mann, G. V. (1957). Coronary heart disease in the Framingham study. *Am J Public Health Nations Health*, *47*(4), 4-24

9. Kannel, W. B., Dawber, T. R., McNamara, P. M., & Cohen, M. E. (1965). Vascular disease of the brain—epidemiologic aspects: The Framingham study. *Am J Public Health Nations Health*, *55*(9), 1355-1366.

10. Kannel, W. B., Gordon, T., & Schwartz, M. J. (1971). Systolic versus diastolic blood pressure and risk of coronary heart disease. *The American journal of cardiology*, *27*(4), 335–346. doi:10.1016/0002-9149(71)90428-0

11. McKee, P. A., Castelli, W. P., McNamara, P. M., & Kannel, W. B. (1971). The natural history of congestive heart failure: the Framingham study. New *England Journal of Medicine*, *285*(26), 1441-1446.

· 8장 ·

1. Freis, Edward D. (2005). Hypertension ‖ A History of Hypertension Treatment., (), 1–6. doi:10.1016/b978-0-7216-0258-5.50091-0

2. Kempner, W. (1948). Treatment of hypertensive vascular disease with rice diet. *The American journal of medicine*, *4*(4), 545–577. doi:10.1016/0002-9343(48)90441-0

3. Fishberg, A. M. (1948). Sympathectomy for essential hypertension. *Journal of the American Medical Association*, *137*(8), 670-675.

4. Page, I. H., & Taylor, R. D. (1949). Pyrogens in the treatment of malignant hypertension. *Modern concepts of cardiovascular disease*, *18*(10), 51-51.

5. Moser, M. (2006). Historical perspectives on the management of hypertension. *The Journal of Clinical Hypertension*, *8*, 15-20.

6. http://historyofnephrology.blogspot.com/2017/11/the-invention-of-diuretics.html

7   Fries, E.D., Wanko, A., Wilson, I. M., & Parrish, A. E. (1958). Treatment of essential hypertension with chlorothiazide (diuril): Its use alone and combined with other antihypertensive agents. *Journal of the American Medical Association*, *166*(2), 137-140.

8   Veterans Administration Cooperative Study Group on Antihypertensive Agents., Effects of Treatment on Morbidity in Hypertension. (1967). *Journal of the American Medical Association*, *202*(11), 1028. doi:10.1001/jama.1967.03130240070013

9   Ahlquist RP. A study of the adrenotropic receptors. *Am J Physiol*. 1948;153:586-600.

10 Powell, C. E., Slater, I. H., LeCompte, L., & Waddell, J. E. (1958). Blocking of inhibitory adrenergic receptors by a dichloro analog of isoproterenol. *Journal of Pharmacology and Experimental Therapeutics*, *122*(4), 480-488.

11 Black, J. W., & Stephenson, J. S. (1962). PHARMACOLOGY OF A NEW ADRENERGIC BETA-RECEPTOR-BLOCKING COMPOUND (NETHALIDE). *The lancet*, *280*(7251), 311 – 314. doi:10.1016/s0140-6736(62)90103-4

12 Black, J. W., Crowther, A. F., Shanks, R. G., Smith, L. H., & Dornhorst, A. C. (1964). A new adrenergic: beta-receptor antagonist. *The lancet*, *283*(7342), 1080-1081.

13 Prichard, B. N. C., and P. M. S. Gillam. Treatment of hypertension with propranolol. *Br Med J 1*. 5635 (1969): 7-16.

• 9장 •

1   Tigerstedt, R. and Bergman, P. G. (1898) Niere und kreislauf. Skand. Arch. Physiol. 8, 223 – 271.; Hall, J. E. (2003). Historical perspective of the renin-angiotensin system. *Molecular biotechnology*, *24*(1), 27-39.

2 Goldblatt, H., Lynch, J., Hanzal, R. F., & Summerville, W. W. (1934). Studies on experimental hypertension: I. The production of persistent elevation of systolic blood pressure by means of renal ischemia. *Journal of Experimental Medicine, 59*(3), 347-379.

3 Kohlstaedt, K. G., Helmer, O. M., & Page, I. H. (1938). Activation of renin by blood colloids. *Proceedings of the Society for Experimental Biology and Medicine, 39*(1), 214-215.

4 Munoz, J. M., Braun-Menendez, E., Fasciolo, J. C., & Leloir, L. F. (1939). Hypertensin: the substance causing renal hypertension. *Nature, 144*(3658), 980.;Page, I. H., & Helmer, O. M. (1940). A crystalline pressor substance (angiotonin) resulting from the reaction between renin and renin-activator. *Journal of Experimental Medicine, 71*(1), 29-42.

5 Skeggs, L. T., Marsh, W. H., Kahn, J. R., & Shumway, N. P. (1954). The existence of two forms of hypertensin. *Journal of Experimental Medicine, 99*(3), 275-282.

6 Skeggs, L. T., Lentz, K. E., Kahn, J. R., Shumway, N. P., & Woods, K. R. (1956). The amino acid sequence of hypertensin II. *Journal of Experimental Medicine, 104*(2), 193-197.

7 Bakhle, Y. S. (1968). Conversion of angiotensin I to angiotensin II by cell-free extracts of dog lung. *Nature, 220*(5170), 919.

8 Gavras, H., Brunner, H. R., Laragh, J. H., Sealey, J. E., Gavras, I., & Vukovich, R. A. (1974). An angiotensin converting-enzyme inhibitor to identify and treat vasoconstrictor and volume factors in hypertensive patients. *New England Journal of Medicine, 291*(16), 817-821.

9 Cushman, D. W., & Ondetti, M. A. (1991). History of the design of captopril and related inhibitors of angiotensin converting enzyme. *Hypertension, 17*(4), 589-592.

10 Byers, L. D., & Wolfenden, R. (1973). Binding of the by-product analog

benzylsuccinic acid by carboxypeptidase A. *Biochemistry*, *12*(11), 2070-2078.

11 Ondetti, M. A., Rubin, B., & Cushman, D. W. (1977). Design of specific inhibitors of angiotensin-converting enzyme: new class of orally active antihypertensive agents. *Science*, *196*(4288), 441-444.

12 Consensus Trial Study Group*. (1987). Effects of enalapril on mortality in severe congestive heart failure. *New England Journal of Medicine*, *316*(23), 1429-1435.

13 Pfeffer, M. A., Braunwald, E., Moyé, L. A., Basta, L., Brown Jr, E. J., Cuddy, T. E., ... & Klein, M. (1992). Effect of captopril on mortality and morbidity in patients with left ventricular dysfunction after myocardial infarction: results of the Survival and Ventricular Enlargement Trial. *New England Journal of Medicine*, *327*(10), 669-677.

14 Pals, D. T., Masucci, F. D., Denning Jr, G. S., Sipos, F., & Fessler, D. C. (1971). Role of the Pressor Action of Angiotensin II in Experimental Hypertension. *Circulation Research*, *29*(6), 673-681.

15 Adam, M. (2005). Integrating research and development: the emergence of rational drug design in the pharmaceutical industry. *Studies in History and Philosophy of Science Part C: Studies in History and Philosophy of Biological and Biomedical Sciences*, *36*(3), 513-537.

16 Furukawa Y, Kishimoto S, Nishikawa K. Hypotensive imidazole-5-acetic acid derivatives . US patent 4,355,040. *Issued to Takeda Chemical Industries Ltd* (*Osaka, Japan*), 1982.

17 Bhardwaj, G. (2006). How the antihypertensive losartan was discovered. *Expert opinion on drug discovery*, *1*(6), 609-618.

18 Chen, R., Suchard, M. A., Krumholz, H. M., Schuemie, M. J., Shea, S., Duke, J., ... & Hripcsak, G. (2021). Comparative First-Line Effectiveness and Safety of ACE (Angiotensin-Converting Enzyme) Inhibitors and Angiotensin Receptor Blockers: A Multinational Cohort Study. *Hypertension*, *78*(3), 591-603.

• 10장 •

1. Ringer, S. (1883). A further contribution regarding the influence of the different constituents of the blood on the contraction of the heart. *The Journal of physiology*, 4(1), 29-42; Hurst, J. W., Fye, W. B., & Zimmer, H. G. (2005). Sydney Ringer, serendipity, and hard work. *Clinical Cardiology: An International Indexed and Peer-Reviewed Journal for Advances in the Treatment of Cardiovascular Disease*, 28(1), 55-56.

2. Heilbrunn, L. V., & Wiercinski, F. J. (1947). The action of various cations on muscle protoplasm. Journal of cellular and comparative physiology, 29(1), 15-32.; Kamada, T. & Kinoshita, H. (1943) Disturbances initiated from naked surface of muscle protoplasm. *J. Zool.*, 10, 469-93.

3. Hodgkin, A. L., & Keynes, R. D. (1957). Movements of labelled calcium in squid giant axons. *The Journal of physiology*, 138(2), 253-281.

4. Kuo, I. Y., & Ehrlich, B. E. (2015). Signaling in muscle contraction. *Cold Spring Harbor perspectives in biology*, 7(2), a006023.

5. Kazda, S. (1991). The story of nifedipine. In *Adalat*(pp. 9-26). Springer, Berlin, Heidelberg; Bossert, F., & Vater, W. (1989). 1, 4-Dihydropyridines—a basis for developing new drugs. *Medicinal research reviews*, 9(3), 291-324.

6. Hurst, J. W., Fye, W. B., Acierno, L. J., & Worrell, L. T. (2004). Albrecht Fleckenstein: Father of calcium antagonism. *Clinical cardiology*, 27(12), 710-711.

7. Leonetti, G., Cuspidi, C., Sampieri, L., Terzoli, L., & Zanchetti, A. (1982). Comparison of cardiovascular, renal, and humoral effects of acute administration of two calcium channel blockers in normotensive and hypertensive subjects. *Journal of cardiovascular pharmacology*, 4, S319-24.

8. Arrowsmith, J. E., Campbell, S. F., Cross, P. E., Stubbs, J. K., Burges, R. A., Gardiner, D. G., & Blackburn, K. J. (1986). Long-acting dihydropyridine calcium antagonists. 1. 2-Alkoxymethyl derivatives incorporating basic

substituents. *Journal of medicinal chemistry*, *29*(9), 1696-1702; Burges, R. A., Gardiner, D. G., Gwilt, M., Higgins, A. J., Blackburn, K. J., Campbell, S. F., ... & Stubbs, J. K. (1987). Calcium channel blocking properties of amlodipine in vascular smooth muscle and cardiac muscle in vitro: evidence for voltage modulation of vascular dihydropyridine receptors. *Journal of cardiovascular pharmacology*, *9*(1), 110-119.

9 Campbell, K. P., Leung, A. T., & Sharp, A. H. (1988). The biochemistry and molecular biology of the dihydropyridine-sensitive calcium channel. Trends in neurosciences, 11(10), 425-430.; Borsotto, M., Barhanin, J., Fosset, M., & Lazdunski, M. (1985). The 1, 4-dihydropyridine receptor associated with the skeletal muscle voltage-dependent Ca2+ channel. Purification and subunit composition. *Journal of Biological Chemistry*, *260*(26), 14255-14263.; Borsotto, M., Barhanin, J., Norman, R. I., & Lazdunski, M. (1984). Purification of the dihydropyridine receptor of the voltage-dependent Ca2+ channel from skeletal muscle transverse tubules using (+)[3H] PN 200-110. *Biochemical and biophysical research communications*, *122*(3), 1357-1366.

10 6년간 고혈압약 처방 암로디핀 줄고, 암로디핀·발사르탄 복합제 늘고, 메디게이트 뉴스, https://www.medigatenews.com/news/3635604373

11 Tang, L., El-Din, T. M. G., Swanson, T. M., Pryde, D. C., Scheuer, T., Zheng, N., & Catterall, W. A. (2016). Structural basis for inhibition of a voltage-gated Ca 2+ channel by Ca 2+ antagonist drugs. *Nature*, *537*(7618), 117.

12 Furberg, C. D., Psaty, B. M., & Meyer, J. V. (1995). Nifedipine: dose-related increase in mortality in patients with coronary heart disease. *Circulation*, *92*(5), 1326-1331.

13 Trial, P. H. A. (2002). Major Outcomes in High-Risk Hypertensive Patients. *Jama*, *288*(23), 2981-2997.

14 Ettehad, D., Emdin, C. A., Kiran, A., Anderson, S. G., Callender, T., Emberson, J., ... & Rahimi, K. (2016). Blood pressure lowering for prevention

of cardiovascular disease and death: a systematic review and meta-analysis. *The lancet*, *387*(10022), 957-967.

· 11장 ·

1. Yetik-Anacak, G., & Catravas, J. D. (2006). Nitric oxide and the endothelium: history and impact on cardiovascular disease. *Vascular pharmacology*, *45*(5), 268-276.

2. Gruetter, C. A., Barry, B. K., McNamara, D. B., Gruetter, D. Y., Kadowitz, P. J., & Ignarro, L. (1979). Relaxation of bovine coronary artery and activation of coronary arterial guanylate cyclase by nitric oxide, nitroprusside and a carcinogenic nitrosoamine. *Journal of cyclic nucleotide research*, *5*(3), 211-224.

3. Carvajal, J. A., Germain, A. M., Huidobro-Toro, J. P., & Weiner, C. P. (2000). Molecular mechanism of cGMP-mediated smooth muscle relaxation. *Journal of cellular physiology*, *184*(3), 409-420.

4. Osterloh, I. H. (2004). The discovery and development of Viagra®(sildenafil citrate). In *Sildenafil* (pp. 1-13). Birkhäuser, Basel.

5. Holland, A., Jackson, D., Chaplen, P., Lunt, E., Marshall, S., Pain, D., & Wooldridge, K. (1975). Antiallergic activity of 8-azapurin-6-ones with heterocyclic 2-substituents. *EUROPEAN JOURNAL OF MEDICINAL CHEMISTRY*, *10*(5), 447-449.

6. Komas, N., Lugnier, C., & Stoclet, J. C. (1991). Endothelium-dependent and independent relaxation of the rat aorta by cyclic nucleotide phosphodiesterase inhibitors. *British journal of pharmacology*, *104*(2), 495-503.

7. Terrett, N. K., Bell, A. S., Brown, D., & Ellis, P. (1996). Sildenafil (VIAGRATM), a potent and selective inhibitor of type 5 cGMP phosphodiesterase with utility for the treatment of male erectile dysfunction. *Bioorganic & medicinal chemistry letters*, *6*(15), 1819-1824.

8. Jackson, G., Benjamin, N., Jackson, N., & Allen, M. J. (1999). Effects of sildenafil citrate on human hemodynamics. *The American journal of cardiology*, *83*(5), 13-20.

9. Webb, D. J., Freestone, S., Allen, M. J., & Muirhead, G. J. (1999). Sildenafil citrate and blood-pressure-lowering drugs: results of drug interaction studies with an organic nitrate and a calcium antagonist. *The American journal of cardiology*, *83*(5), 21-28.

10. Ballard, S. A., Gingell, C. J., Tang, K. I. M., Turner, L. A., Price, M. E., & Naylor, A. M. (1998). Effects of sildenafil on the relaxation of human corpus cavernosum tissue in vitro and on the activities of cyclic nucleotide phosphodiesterase isozymes. *The Journal of urology*, *159*(6), 2164-2171.

11. Osterloh, I. H. (2004). The discovery and development of Viagra®(sildenafil citrate). In *Sildenafil*(pp. 1-13). Birkhäuser, Basel.

12. Boolell, M., Gepi-Attee, S., Gingell, J. C., & Allen, M. J. (1996). Sildenafil, a novel effective oral therapy for male erectile dysfunction. *British journal of urology*, *78*(2), 257-261.

13. Rosen, R. C., Riley, A., Wagner, G., Osterloh, I. H., Kirkpatrick, J., & Mishra, A. (1997). The international index of erectile function (IIEF): a multidimensional scale for assessment of erectile dysfunction. *Urology*, *49*(6), 822-830.

14. Montorsi, F., McDermott, T. E., Morgan, R., Olsson, A., Schultz, A., Kirkeby, H. J., & Osterloh, I. H. (1999). Efficacy and safety of fixed-dose oral *Sildenafil* in the treatment of erectile dysfunction of various etiologies. *Urology*, *53*(5), 1011-1018. doi:10.1016/S0090-4295(98)00643-8

15. Morales, A., Gingell, C., Collins, M., Wicker, P. A., & Osterloh, I. H. (1998). Clinical safety of oral *Sildenafil* citrate (Viagra TM) in the treatment of erectile dysfunction. *International Journal of Impotence Research*, *10*(2), 69.

16. Corbin, J. D., & Francis, S. H. (2002). Pharmacology of phosphodiesterase-5 inhibitors. *International journal of clinical practice*, *56*(6), 453-459.

17 Daugan, A., Grondin, P., Ruault, C., Le Monnier de Gouville, A. C., Coste, H., Kirilovsky, J., ... & Labaudinière, R. (2003). The discovery of tadalafil: a novel and highly selective PDE5 inhibitor. 1: 5, 6, 11, 11a-tetrahydro-1 H-imidazo [1 ', 5 ': 1, 6] pyrido [3, 4-b] indole-1, 3 (2 H)-dione analogues. *Journal of medicinal chemistry*, *46*(21), 4525-4532.

18 Brock, G. B., McMahon, C. G., Chen, K. K., Costigan, T., Shen, W., Watkins, V., ... & Whitaker, S. (2002). Efficacy and safety of tadalafil for the treatment of erectile dysfunction: results of integrated analyses. *The Journal of urology*, *168*(4 Part 1), 1332-1336.

19 Forgue, S. T., Patterson, B. E., Bedding, A. W., Payne, C. D., Phillips, D. L., Wrishko, R. E., & Mitchell, M. I. (2006). Tadalafil pharmacokinetics in healthy subjects. *British journal of clinical pharmacology*, *61*(3), 280-288.

20 Sung, B. J., Yeon Hwang, K., Ho Jeon, Y., Lee, J. I., Heo, Y. S., Hwan Kim, J., ... & Myung Cho, J. (2003). Structure of the catalytic domain of human phosphodiesterase 5 with bound drug molecules. *Nature*, *425*(6953), 98-102.

• 12장 •

1 World Health Organization, Obesity, https://www.who.int/health-topics/obesity

2 Di Angelantonio, E., Bhupathiraju, S. N., Wormser, D., Gao, P., Kaptoge, S., de Gonzalez, A. B., ... & Hu, F. B. (2016). Body-mass index and all-cause mortality: individual-participant-data meta-analysis of 239 prospective studies in four continents. *The lancet*, *388*(10046), 776-786.

3 Danaei, G., Ding, E. L., Mozaffarian, D., Taylor, B., Rehm, J., Murray, C. J., & Ezzati, M. (2009). The preventable causes of death in the United States: comparative risk assessment of dietary, lifestyle, and metabolic risk factors. *PLoS medicine*, *6*(4), e1000058.

4   Ezzati, M., Bentham, J., Di Cesare, M., Bilano, V., Bixby, H., Zhou, B., ... & Cama, T. (2017). Worldwide trends in body-mass index, underweight, overweight, and obesity from 1975 to 2016: a pooled analysis of 2416 population-based measurement studies in 128.9 million children, adolescents, and adults. *Lancet*, *390*(10113).

5   Hubert, H. B., Feinleib, M., McNamara, P. M., & Castelli, W. P. (1983). Obesity as an independent risk factor for cardiovascular disease: a 26-year follow-up of participants in the Framingham Heart Study. *Circulation*, *67*(5), 968-977.

6   Kernan, W. N., Inzucchi, S. E., Sawan, C., Macko, R. F., & Furie, K. L. (2013). Obesity: a stubbornly obvious target for stroke prevention. *Stroke*, *44*(1), 278-286.

7   Abdullah, A., Peeters, A., de Courten, M., & Stoelwinder, J. (2010). The magnitude of association between overweight and obesity and the risk of diabetes: a meta-analysis of prospective cohort studies. *Diabetes research and clinical practice*, *89*(3), 309-319

8   Kitahara CM, et al. Association between Class III Obesity (BMI of 40 – 59 kg/m) and Mortality: A Pooled Analysis of 20 Prospective Studies. *PLoS medicine*. July 8, 2014. DOI: 10.1371/journal.pmed.1001673.

9   Prospective Studies Collaboration. (2009). Body-mass index and cause-specific mortality in 900 000 adults: collaborative analyses of 57 prospective studies. *The lancet*, *373*(9669), 1083-1096

10 Loos, R. J., & Yeo, G. S. (2022). The genetics of obesity: from discovery to biology. *Nature Reviews Genetics*, *23*(2), 120-133.

11 Eknoyan, G. (2006). A history of obesity, or how what was good became ugly and then bad. *Advances in chronic kidney disease*, *13*(4), 421-427.

12 Ingalls AM, Dickie MM, Snell GD. Obese, a new mutation in the house mouse. *J Hered*. 1950;41(12):317–318.

13　Zhang, Y., Proenca, R., Maffei, M., Barone, M., Leopold, L., & Friedman, J. M. (1994). Positional cloning of the mouse obese gene and its human homologue. *Nature, 372*(6505), 425-432.

14　Pelleymounter, M. A., Cullen, M. J., Baker, M. B., Hecht, R., Winters, D., Boone, T., & Collins, F. (1995). Effects of the obese gene product on body weight regulation in ob/ob mice. *Science, 269*(5223), 540-543.

15　Frayling, T. M., Timpson, N. J., Weedon, M. N., Zeggini, E., Freathy, R. M., Lindgren, C. M., ... & McCarthy, M. I. (2007). A common variant in the FTO gene is associated with body mass index and predisposes to childhood and adult obesity. *Science, 316*(5826), 889-894.

16　Yengo, L., Sidorenko, J., Kemper, K. E., Zheng, Z., Wood, A. R., Weedon, M. N., ... & GIANT Consortium. (2018). Meta-analysis of genome-wide association studies for height and body mass index in~ 700000 individuals of European ancestry. *Human molecular genetics, 27*(20), 3641-3649.

· 13장 ·

1　Haller, H. (1977). Epidermiology and associated risk factors of hyperlipoproteinemia. *Zeitschrift fur die gesamte innere Medizin und ihre Grenzgebiete, 32*(8), 124-128.

2　최철수. (2009). 종설: 인슐린저항성의 발생기전. *Korean Journal of Medicine* (구 대한내과학회지), 77(2), 171-177.

3　Muoio, D., Newgard, C. Molecular and metabolic mechanisms of insulin resistance and β-cell failure in type 2 diabetes. *Nat Rev Mol Cell Biol 9*, 193-205 (2008). https://doi.org/10.1038/nrm2327

4　Wu, H., & Ballantyne, C. M. (2020). Metabolic inflammation and insulin resistance in obesity. *Circulation Research, 126*(11), 1549-1564.

5　Shoelson, S. E., Lee, J., & Goldfine, A. B. (2006). Inflammation and insulin resistance. *The Journal of clinical investigation*, *116*(7), 1793-1801.

6 Hotamisligil, G. S., Shargill, N. S., & Spiegelman, B. M. (1993). Adipose expression of tumor necrosis factor-α: direct role in obesity-linked insulin resistance. *Science*, *259*(5091), 87-91.

7 Aguirre, V., Werner, E. D., Giraud, J., Lee, Y. H., Shoelson, S. E., & White, M. F. (2002). Phosphorylation of Ser307 in insulin receptor substrate-1 blocks interactions with the insulin receptor and inhibits insulin action. *Journal of Biological Chemistry*, *277*(2), 1531-1537.

8 Goldfine, A. B., Silver, R., Aldhahi, W., Cai, D., Tatro, E., Lee, J., & Shoelson, S. E. (2008). Use of salsalate to target inflammation in the treatment of insulin resistance and type 2 diabetes. *Clinical and translational science*, *1*(1), 36-43.

9 Wascher, T. C., Lindeman, J. H., Sourij, H., Kooistra, T., Pacini, G., & Roden, M. (2011). Chronic TNF-α neutralization does not improve insulin resistance or endothelial function in "healthy" men with metabolic syndrome. *Molecular medicine*, *17*(3), 189-193.

10 Ridker, P. M., Everett, B. M., Thuren, T., MacFadyen, J. G., Chang, W. H., Ballantyne, C., ... & Glynn, R. J. (2017). Antiinflammatory therapy with canakinumab for atherosclerotic disease. *New England Journal of Medicine*, *377*(12), 1119-1131.

11 Dhorepatil, A., Ball, S., Ghosh, R. K., Kondapaneni, M., & Lavie, C. J. (2019). Canakinumab: promises and future in cardiometabolic diseases and malignancy. *The American journal of medicine*, *132*(3), 312-324.

12 Everett, B. M., Donath, M. Y., Pradhan, A. D., Thuren, T., Pais, P., Nicolau, J. C., ... & Ridker, P. M. (2018). Anti-inflammatory therapy with canakinumab for the prevention and management of diabetes. *Journal of the American College of Cardiology*, *71*(21), 2392-2401.

14장

1. Blüher, M. (2019). Obesity: global epidemiology and pathogenesis. *Nature Reviews Endocrinology*, *15*(5), 288-298.
2. Cutting, W. C., Mehrtens, H. G., & Tainter, M. L. (1933). Actions and uses of dinitrophenol: promising metabolic applications. *Journal of the American Medical Association*, *101*(3), 193-195.
3. Alexopoulos, S.J., Chen, S.Y., Brandon, A.E. et al. Mitochondrial uncoupler BAM15 reverses diet-induced obesity and insulin resistance in mice. *Nat Commun 11*, 2397 (2020). https://doi.org/10.1038/s41467-020-16298-2
4. Axelrod, C. L., King, W. T., Davuluri, G., Noland, R. C., Hall, J., Hull, M., ... & Kirwan, J. P. (2020). BAM15-mediated mitochondrial uncoupling protects against obesity and improves glycemic control. *EMBO Molecular medicine*, *12*(7), e12088.
5. Lesses, M. F., & Myerson, A. (1938). Human autonomic pharmacology: XVI. Benzedrine sulfate as an aid in the treatment of obesity. *New England Journal of Medicine*, *218*(3), 119-124.
6. Cohen, P. A., Goday, A., & Swann, J. P. (2012). The return of rainbow diet pills. *American journal of public health*, *102*(9), 1676-1686.
7. Knudsen, L. B., & Lau, J. (2019). The discovery and development of liraglutide and semaglutide. *Frontiers in endocrinology*, 155.
8. Sjöström, L., Rissanen, A., Andersen, T., Boldrin, M., Golay, A., Koppeschaar, H. P., ... & European Multicentre Orlistat Study Group. (1998). Randomised placebo-controlled trial of orlistat for weight loss and prevention of weight regain in obese patients. *The lancet*, *352*(9123), 167-172.
9. Lau, J., Bloch, P., Schaffer, L., Pettersson, I., Spetzler, J., Kofoed, J., ... & Kruse, T. (2015). Discovery of the once-weekly glucagon-like peptide-1 (GLP-1) analogue semaglutide. *Journal of medicinal chemistry*, *58*(18), 7370-7380.

10 Coskun, T., Sloop, K. W., Loghin, C., Alsina-Fernandez, J., Urva, S., Bokvist, K. B., ... & Haupt, A. (2018). LY3298176, a novel dual GIP and GLP-1 receptor agonist for the treatment of type 2 diabetes mellitus: from discovery to clinical proof of concept. *Molecular metabolism*, *18*, 3-14.

11 Müller, T. D., Blüher, M., Tschöp, M. H., & DiMarchi, R. D. (2022). Anti-obesity drug discovery: Advances and challenges. *Nature Reviews Drug Discovery*, *21*(3), 201-223.

12 Wilding, J. P., Batterham, R. L., Calanna, S., Davies, M., Van Gaal, L. F., Lingvay, I., ... & Kushner, R. F. (2021). Once-weekly semaglutide in adults with overweight or obesity. *New England Journal of Medicine*, *384*(11), 989-1002

13 Jastreboff, A. M., Aronne, L. J., Ahmad, N. N., Wharton, S., Connery, L., Alves, B., ... & Stefanski, A. (2022). Tirzepatide Once Weekly for the Treatment of Obesity. *New England Journal of Medicine*, *387*(12), 205-216.